Bircher-Benner Diätbücher

Handbuch für die Verhütung der Demenz und Alzheimerkrankheit

Diätanleitungen
zur Verhütung und Therapie
mit Rezeptteil,
eingehende Ratschläge
und ausgearbeiteter Kurplan
aus einem ärztlichen Zentrum
modernster Heilkunst

Dr. med. Andres Bircher
und Mitarbeitende des
Bircher-Benner Zentrums
Lilli Bircher, Pascal Bircher
Anne-Cécile Bircher

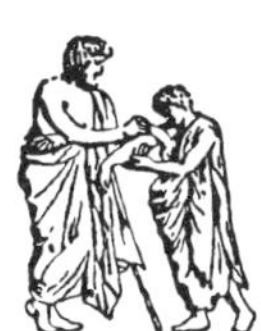

EDITION BIRCHER-BENNER
CH-8784 BRAUNWALD

Bircher-Benner Diätbücher

1. Handbuch für Multiple-Sklerose-Kranke, Morbus Parkinson und andere neurodegenerative Leiden
2. Handbuch für Leber- und Gallenkranke
3. Handbuch für die Familie und das gesunde Kind
4. Handbuch für Frischsäfte, Rohkost und Früchtespeisen
5. Handbuch zur Steigerung der Abwehrkräfte und gegen Infektionskrankheiten
6. Handbuch für Bergsteiger und für den Sport
7. Handbuch für Diabetiker
8. Handbuch zur Verhütung und unterstützenden Therapie bei Lungenkrankheiten
9. Essensfreude ohne Kochsalz
10. Handbuch für Rheuma- und Arthritiskranke
11. Handbuch für Männer mit Prostataleiden
12. Handbuch für Nieren- und Blasenkranke
13. Handbuch für Venenleiden
14. Handbuch für Magen- und Darmkranke
15. Handbuch für die Ernährung in Schwangerschaft und Stillzeit
16. Handbuch für Frauenleiden und die Wechseljahre
17. Handbuch zur Verhütung und begleitenden Therapie der Krebskrankheit
18. Handbuch für Kopfschmerzen und Migräne
19. Handbuch für Bluthochdruck, Herz- und Arteriosklerosekranke
20. Handbuch zur Überwindung von Angst und Depression
21. Handbuch für Hautkranke und Hautempfindliche
22. Handbuch für Stresskranke
23. Handbuch für Allergiekranke
24. Handbuch zur Verhütung von Demenz und Alzheimerkrankheit
25. Handbuch zur inneren Behandlung der Augenkrankheiten
26. Handbuch zur Heilung von Gewichtsproblemen, Übergewicht und Anorexie

Die Ergebnisse weltweiter Forschung sind in diesen Handbüchern ebenso berücksichtigt, wie die über 100-jährige Entwicklung ärztlicher Kunst und Erfahrung in der bekannten Bircher-Benner Klinik. Der Leser spürt auf Schritt und Tritt die hilfreiche Art des kundigen Arztes.

1. Auflage 2017

info@bircher-benner.com www.bircher-benner.com

Buchbestellungen: edition@bircher-benner.com

Printed in Germany

Einbandentwurf: Kösel Media GmbH, Krugzell
Gesamtherstellung: Kösel GmbH, Altusried

Inhalt

Vorwort 7

Einleitung 9

Der Aufbau des zentralen Nervensystems 10

- Das Grosshirn 10
- Das Kleinhirn (Cerebellum) 11
- Die Brücke 11
- Die Basalganglien 11
- Der Thalamuskern 11
- Die Substantia nigra 12
- Das limbische System 12
- Die motorischen Bahnen 13
- Die sensiblen Bahnen 13
- Die hormonbildenden Drüsen des Gehirns 13
- Der Hypophysenvorderlappen (Adenohypophyse) 13
- Der Hypophysenhinterlappen (Neurohypophyse) 14
- Die Zirbeldrüse (Epiphyse) und das Melatonin 14
- Die Nervenzelle (Neuron) 15
- Das Aktionspotential 15
- Die Synapsen 16
- Erregende Botenstoffe 16
- Hemmende Botenstoffe 16
- Die Bedeutung der Gliazellen im Gehirn 16
- Die Hohlräume des Gehirns und die Flüssigkeit im Gehirn und im Rückenmark 17
- Die Blut-Hirnschranke 18

Die Myelin-Markscheiden, eine empfindliche Substanz 23

Demyelinisierende Erkrankungen 24

Remyelinisation 25

Krankheiten durch die Einlagerung von degenerativen Eiweissen 26

Die TAU-Proteine 26

Die Amyloidose 26

Die Wirkung der Ernährung auf das zentrale Nervensystem 28

Zweierlei Nahrungsenergie 28

Das Grundregulationssystem des zarten Bindegewebes im zentralen Nervensystem 30

Oxydativer Stress im Zentrum der Ursachen der neurodegenerativen Krankheiten 32

Der Einfluss der Umweltbelastung durch Schadstoffe als Ursache für die neurogenerativen Krankheiten 34

Die neurotoxische Wirkung des Quecksilbers 34

Organische Zinnverbindungen und Neurodegeneration 35

Chlor und neurodegenerative Krankheiten 36

Die neurotoxische Wirkung flüchtiger organischer Kohlenwasserstoffe 37

Pestizide und neurodegenerative Krankheiten 37

Holzschutzmittel und neurodegenerative Krankheiten 39

Neurotoxische Medikamente und Neurodegeneration 39

Legale und verbotene Drogen und neurodegenerative Krankheiten 40

Cannabis 40

Amphetamine 40

LSD (Lysergsäure-Diethylamid) 41

Heroin, Morphium, andere Opiate 41

Kokain 41

Nikotin 41

Alkohol 42

Koffein 43

Zum Phänomen der Primär- und Sekundärwirkungen und der Gefahr medikamentöser Polypragmasie 43

Die Kombinationswirkung neurotoxischer Schadstoffe 44

Vitamine, Spurenelemente und neurodegenerative Krankheiten 45

Die Vielfältigkeit der Ursachen der neurodegenerativen Krankheiten 47

Der Formenkreis der neurodegenerativen Krankheiten 48

Systematik der neurodegenerativen Krankheiten 48

Die Demenz 50

Die Diagnose der Demenz 50

Demenzformen 50

Demenz wird immer häufiger 51

Offiziell anerkannte Risikofaktoren der Demenz 51

Die Symptomatik der Demenz 52

Die Diagnostik der Demenz 53

Hinweise zur Betreuung und Pflege demenzkranker Menschen 54

Die Alzheimerkrankheit 59

Ursachen der Alzheimerkrankheit 60

Das Geschehen im Gehirn bei der Alzheimerkrankheit 61

Die Symptomatik der Alzheimerkrankheit 62

Die Krankheitsstadien 63

Die Diagnose der Alzheimerkrankheit 63

Nicht jeder Gedächtnisverlust im Alter ist eine Alzheimerkrankheit 63

Das Früh- und Mittelstadium der Alzheimerkrankheit 63

Das fortgeschrittene Stadium der Alzheimerkrankheit 64

Die Wesensveränderung durch die Alzheimerkrankheit 64

Der körperliche Zerfall des Alzheimerkranken 64

Die Lebensprognose bei Alzheimerkrankheit 64

Prophylaxe und Therapie der Alzheimerkrankheit 64

Die offiziell anerkannten Risikofaktoren der Alzheimerkrankheit 66

Die Ordnungstherapie der Alzheimerkankheit 66

Die diätetische Therapie der neurodegenerativen Krankheiten 68

Empfehlungen für die Laborkontrollen für den behandelnden Arzt während der Diät 71

Die praktische Anwendung der Rohkost-Therapie 75

Speisezettel . . . 75
Tagesmenü . . . 77

Rezepte . . . 79
Säfte . . . 79
Birchermüesli . . . 80
Früchte-Frischkorn-Speisen . . . 82
Kaltschalen . . . 82
Milcharten . . . 83
Rohgemüse und Salate . . . 83
Salatsaucen . . . 84
Vorschläge für passende Saucen zu Salaten und Rohgemüse . . . 87
Gekochte Speisen . . . 88
Rezepte für gekochte Speisen . . . 88
Gemüse . . . 91
Salate von gekochten Gemüsen . . . 96
Kartoffelgerichte . . . 97
Getreidespeisen . . . 98
Saucen . . . 101
Belegte Brötchen . . . 103
Desserts . . . 104

Rezeptverzeichnis . . . 109

Literaturnachweis . . . 113

Stichwortverzeichnis . . . 121

Vorwort

Unsägliches Leid bringt die Demenz über uns Menschen. Vom Leben geprüft, nachdem wir viel geleistet, viel durchgestanden haben und uns auf einen ruhigen, wohlverdienten Lebensabend freuten, da ergreift sie uns erbarmungslos und nimmt uns den Verstand. Wir verstehen die Welt nicht mehr, nicht die Angehörigen nicht uns selbst. Ergriffen von Angst und Sinnestäuschungen verlieren wir jedes Vertrauen, das Vertrauen in uns selbst, das Vertrauen in all diejenigen, die einst uns achteten, die Geborgenheit und Heimat uns schenkten. Immer grösser wird die Not, bis nicht einmal mehr wir selbst uns pflegen, unser Alltägliches verrichten können, umgeben von Menschen deren Namen uns entfallen sind, die wir kaum mehr erkennen, nicht einmal unser eigenes Kind.

Als im Jahre 1906 der deutsche Psychiater und Neuropathologe Alois Alzheimer erstmals „einen seltenen Fall von Demenz, eine eigenartige Krankheit der Hirnrinde" beschrieb, wurde dies kaum beachtet. Heute ist dieses Leiden eine gefürchtete Volkskrankheit.

Über die Ursachen ist man sich nicht einig. Nicht zu übersehen ist aber, dass diese stetige Zunahme der Alzheimerkrankheit auch der vaskulären Demenz und der Parkinsonkrankheit in allen Ländern westlicher Zivilisation vorhanden ist.

Bei allen häufigen Demenzformen, der Alzheimerkrankheit, der vaskulären Demenz, der LEWY-Körperchen-Demenz, welche im Rahmen der Parkinsonkrankheit auftritt und der selteneren Multisystematrophie (MSA), spielt die Vererbung kaum eine Rolle. Ohne die Parkinsonkrankheit und die Multisystematrophie mit einzubeziehen, leiden rund ⅔ der Demenzkranken an Alzheimer- und ⅓ an vaskulärer Demenz.

Den neurodegenerativen Krankheiten gemeinsam ist ein meist langsames Fortschreiten durch degenerative Entzündungsprozesse in unterschiedlichen Regionen des Nervensystems. In den letzten dreissig Jahren hat eine Vielzahl wissenschaftlicher Arbeiten immer mehr Teilursachen der Alzheimerkrankheit aufgezeigt. Die vaskuläre Demenz entsteht durch die Arteriosklerose, durch Gefässverschlüsse, Embolien und Blutungen ins Gehirn. Die Alzheimerkrankheit folgt im Wesentlichen denselben Risikofaktoren wie die Arteriosklerose. Es sind die Auswirkungen der allgemein verbreiteten unnatürlichen Lebens- und Ernährungsweise, wie Bewegungs- und Schlafmangel und in erster Linie einer artfremden, industriell verkünstelten Nahrung mit viel tierischen Produkten wie viel Fleisch, Ei und fettem Käse, Mangel an mehrfach ungesättigten Pflanzenölen und an den Vitaminen A, B, C, D, E und Folsäure und Mangel an antioxydativ und entzündungshemmenden sekundären Pflanzenstoffen aus frischer, roher, lebendiger Pflanzennahrung, bei hohem oxydativem Stress. Für die Alzheimerkrankheit und die LEWY-Body-Demenz der Parkinsonkranken sind die heute bedrohlich gewordenen Belastungen durch Umwelttoxine wie Schwermetalle, Pestizide, Reiz-, Suchtmittel und Medikamente zusätzlich von hoher ursächlicher Bedeutung.

Im Fokus medizinisch-wissenschaftlichen Denkens über die neurodegenerativen Krankheiten stehen vor allem Autoimmunprozesse, das heisst die zerstörenden Angriffe des Immunsystems auf körpereigene Strukturen des Nervensystems, auf Nervenzellen und die empfindlichen myelinhaltigen Nervenscheiden. So kann man verstehen, dass alle therapeutischen Anstrengung zur Bekämpfung z.B. der Multiplen Sklerose sich auf die medikamentöse Unterdrückung der krankhaften Autoimmunentzündung konzentriert. Bei der Alzheimerkrankzeit stehen oxydative Vorgänge im Fokus, welche gewisse Eiweisse durch Phosphorylierung unlöslich machen, so dass sie sich ins Zwischenzellgewebe und in die Nervenzellen einlagern und diese zerstören. Mit Milliardenbeträgen wird soweit erfolglos nach Medikamenten geforscht, welche diese degenerative Phosphorylierung verhindern sollen. Nur geringe finanzielle Mittel stehen dagegen zur Erforschung der eigentlichen Ursachen der Alzheimerkrankheit und einer Therapie der Ursachen zur Verfügung. Trotz des immensen finanziellen Aufwandes der medizinisch-pharmakologischen Forschung, schreitet die Krankheit stetig fort und breitet sie sich immer mehr aus.

Aber in jüngster Zeit beginnt die medizinische Wissenschaft auch die grossen geographisch-epidemiologischen Unterschiede in der Häufigkeit der Alzheimer- und der Parkinsonkrankheit ernst zu nehmen und zu verstehen. Man hat erkannt, dass diese Krankheiten nicht durch Vererbung, sondern durch Unterschiede in der Ernährungs- und Lebensweise und Umweltbedingungen erklärbar sind. All diese Daten und eine Vielzahl neuer wissenschaftlicher Studien weisen auf eine grosse Bedeutung der in den westlichen Industrieländern allgemein verbreiteten Fehlernährung als Ursache hin. Die Ursachen, die Verhütung und Therapie der Multiplen Sklerose, der amyotrophischen Lateralsklerose, des Guillain-Barré-Syndorms und der Parkinsonkrankheit werden im Bircher-Benner Handbuch Nr. 1 beschrieben.

Diesem Buch liegen alle modernen wissenschaftlichen Erkenntnisse zu Grunde, welche für das Verständnis, die Verhütung und eine wirksame ursächliche Therapie der Demenzkrankheiten wichtig sind. Hinzu kommen über hundert Jahre ärztlicher Erfahrung. Die vielen Patienten, die in dieser langen Zeit an der berühmten Bircher-Benner Klinik in Zürich und in unserem medizinischen Zentrum durch unsere vitale vegane Frischkost, neue Lebensordnung und sorgsame Elimination von toxischen Belastungen, Krankheitsherden und Störfeldern erfolgreich behandelt wurden, waren unsere grössten Lehrmeister. Dem Kranken und seinen Angehörigen gibt dieses Buch alles nötige Wissen und die praktische Anleitung in die Hand, um die Demenzkrankheiten zu verhüten oder wenn sie schon entstanden sind, deren Verlauf positiv zu beeinflussen. Dem behandelnden Arzt ist dieses Buch eine bedeutende Hilfe bei der Anleitung und Führung seiner Patienten.

Einleitung

Damit die Ursachen der Multiplen Sklerose und anderer neurodegenerativer Krankheiten, soweit sie bis heute bekannt sind, verstanden werden können, ist es wichtig, einige Grundkenntnisse über den Bau und die Funktion des zentralen Nervensystems zu vermitteln. Die Multiple Sklerose kann grundsätzlich an jedem Ort das zentrale Nervensystem angreifen und Schaden anrichten, so dass ihre Erscheinungsformen sehr vielfältig sind. Die Parkinsonsche Krankheit verläuft dagegen viel einheitlicher, da hier immer der Nukleus niger, ein pigmentierter Kern der Stammganglien des Gehirns im Zentrum der Zerstörung durch α-Synuclein steht und degeneriert, bevor die Demenz sich bemerkbar macht. Auch die amyotrophische Lateralsklerose zeigt einen typischen Verlauf, denn sie befällt fast ausschliesslich die motorischen Nervenbahnen, welche Kraft und Aktion der Muskulatur bewirken, so dass sie aufsteigende Lähmungen erzeugt. Die Vaskuläre Demenz zeigt ein unterschiedliches Bild und ist in der Regel mit Lähmungen verbunden, die dem Ort der erfolgten Gefässverschlüsse oder Einblutungen entsprechen. Die Alzheimerdemenz entsteht grundsätzlich im ganzen Gehirn, wobei aber anfangs ganz besonders der Hippocampus und das limbische System betroffen sind, welche für das Gedächtnis besonders wichtig sind. Besonders rasch und tragisch verläuft die Multisystematrophie (MSA). Auch bei ihr ergreift das degenerative Geschehen das ganze Gehirn.

Erklärungen zu einigen anatomischen und funktionellen Begebenheiten des zentralen Nervensystems führen uns an die Ursachen dieser Krankheiten heran und ermöglichen dadurch jedem verständigen Patienten und seinen Angehörigen, aktiv an deren Verhütung und an der Heilung, soweit dies noch möglich ist, mitzuwirken; ein Weg, der sich lohnt.

Der Aufbau des zentralen Nervensystems

Schätzungen nach besteht das menschliche Gehirn aus knapp 100 Milliarden Nervenzellen (Neurone). Ebenso gross ist die Zahl Gliazellen, das heisst derjenigen Zellen, welche die Nervenzellen schützen und ernähren, die Lebensbedingungen der Neurone konstant halten und sich am Immunsystem des Gehirns beteiligen.

Das Grosshirn

Die grösste Zahl der Nervenzellen befindet sich im Grosshirn (Cerebrum), eingelagert in das bindegewebige Stützgerüst der Gliazellen, in vielen Windungen (Gyri) und Furchen (Sulci). Beim Grosshirn unterscheidet man die Stirnlappen (Frontallappen), Schläfenlappen (Temporallappen) und die Occipitale Rinde des Hinterhaupts. Auf jeder Seite befindet sich eine tiefe Furche (Sulcus centralis). Die vorderen Grosshirnanteile vor dieser Furche dienen vor allem dem Handeln (exekutive Rinde), während diejenigen dahinter eher der Sensibilität, der Wahrnehmung und dem Empfinden zugeordnet sind. Der vorderste Teil des Frontallappens (präfrontaler Cortex) enthält die Schlüsselstruktur eines Schaltkreises, der Entscheidungen steuert, abwägt, ob sich eine Entscheidung unter Berücksichtigung der Vor- und Nachteile lohnt. Die weiteren Hirnwindungen des Stirnlappens (lobus frontalis) sind für die Entwicklung der Persönlichkeit, für klar fokussiertes Denken, für Problemlösungen wichtig[1].

In der Windung unmittelbar vor der zentralen Furche sind die Nervenzellen für alle Bewegungen angeordnet, wie ein auf dem Kopf stehenden Männchen (Homunculus, motorische Rinde), wobei besonders viele Neurone der Zunge und den Händen und Füssen zugeordnet sind. Würde man diese reizen, so würde der Körper mit einer Bewegung an der entsprechenden Gliedmasse der Gegenseite des Körpers antworten. Würde man die Nervenzellen in der nächsten Windung weiter davor reizen, so würde der Körper mit komplexeren automatischen Bewegungen antworten. Würde man Nervenzellen im Schläfenlappen (Temporallappen) reizen, so würde der Körper mit komplexen automatischen Bewegungsabläufen antworten. Hinter der zentralen Furche befinden sich Nervenzellen, welche die Empfindungen(Sensibilität) aller Körperregionen empfangen (sensorische Rinde). Im linken Schläfenlappen befinden sich Zellformationen, welche die Sprache ermöglichen (Brocasches und Wernickesches Sprachzentrum). Die Stirnlappen (Frontallappen) sind bedeutend für ein konzentriertes, gezieltes Denken und Entscheiden und die Steuerung und Beherrschung von Affekten und Trieben. In der okzipitalen Rinde befindet sich das Zentrum für die visuelle Wahrnehmung durch die Augen (Sehrinde).

Vorn unter den Stirnlappen befindet sich, in zwei langen Fortsätzen, das Riechhirn, das direkt mit den die Gerüche wahrnehmenden Zellen verbunden ist.

Die Nervenzellen der Grosshirnrinde sind von grauer Farbe (graue Substanz). Die von ihnen wegführenden Nervenfasern (Neuriten) bilden die weisse Substanz. Sie ist weiss, da deren Nervenfasern von lipidhaltigen (fetthaltigen) und dadurch weisslich erscheinenden Markscheiden umgeben sind, welche die Nervenfasern (Axone) schützen und eine viel schnellere Nervenleitung ermöglichen. Die beiden Hälften des Grosshirns sind durch weisse Nervenfasern eng miteinander verschaltet. Diese Verbindung nennt man Balken (Corpus callosum). Darunter findet sich beidseits ein sehr ursprünglicher Hirnanteil, der in seiner Form einem Seepferdchen gleicht (Hippocampus). Im Hippocampus fliessen Informationen verschiedener Empfindungen verarbeitender Systeme (sensorischer Systeme) zusammen, die in ihm verarbeitet werden und zur Grosshirnrinde zurückfliessen. Der Hippocampus ist ganz wichtig für die Festigung des Gedächtnisses, das heisst für die Überführung von Inhalten des Kurzzeit- in das Langzeitgedächtnis. Dadurch erzeugt er die Fähigkeit der Erinnerung. Nach schweren seelischen Traumen, wie etwa Kriegserlebnissen oder den Folgen sexuellen Missbrauchs, verkleinert sich der Hippocampus (Atrophie). Andrerseits hat man nachgewiesen, dass die Neurone des Hippocampus eine grosse Fähigkeit haben, sich unter geeigneten Bedingungen zu regenerieren.

Das Kleinhirn (Cerebellum)

Es befindet sich beidseits unter den Hinterhauptslappen. Es dient vor allem der Koordination der Bewegungen und des Gehens. Das Kleinhirn wird gemeinsam mit der Brücke (Pons) auch als Hinterhirn (Metencephalon) bezeichnet. Die Brücke ist ein Querwulst von Nervenfasern zwischen dem Mittelhirn (Mesencephalon) und dem Markhirn (Myelencephalon). Mit diesen gemeinsam bildet sie den Hirnstamm, und unterhalb das verlängerte Mark (Medulla oblongata) das zum Rückenmark hinunterführt.

Die Brücke

Die Brücke ist der Durchgang für alle Bahnen, die davor und dahinter gelegene Bereiche des Zentralnervensystems miteinander verbinden, so das Grosshirnbereichen mit dem Rückenmark (Tractus cerebrospinalis). Sie enthält Nervenzellansammlungen (nuclei pontis), welche das Grosshirn seitengekreuzt mit dem Kleinhirn verschalten. Im verlängerten Mark sind Nervenzellansammlungen (Kerne) eingelagert, welche die vitalen Funktionen, die Atmung und das Herz, steuern (Atemzentrum und Herzzentrum).

Die Basalganglien

Ganz im Innern zwischen den Grosshirnhemisphären befinden sich die so genannten Basalganglien. Sie werden zum Grosshirn gezählt. Ein Teil davon, der „gestreifte" Kern, das Corpus striatum, unterteilt sich in den bleichen Kern (Globus pallidus) und einen länglichen Kern mit Kopf und Schwanz (Nucleus caudatus). Zwischen diesen laufen die grossen Bahnen von der Hirnrinde zum Rückenmark hinunter. Das Corpus striatum nimmt als grosse Schaltstation Informationen der Grosshirnrinde auf und steuert sie durch Hemmung, wie der Fuhrmann sein Pferd, und leitet sie an den so genannten schwarzen Kern (Nucleus niger) weiter, der wiederum Bewegungen und Koordination durch Hemmung steuert und seine Informationen an den Thalamus weiterleitet.

Der Thalamuskern

Der Thalamuskern ist sozusagen das „Tor zum Bewusstsein". Alle Informationen, die von allen Zellen und Sinneszellen des Körpers, vom Grosshirn und von Stammganglien herkommen, werden zu ihm geleitet. Der Thalamus wählt aus, welche

Informationen dem Bewusstsein zugeführt werden sollen und somit an das Grosshirn weitergeleitet werden sollen. Der Thalamus arbeitet aber nicht autonom, sondern unter strenger Kontrolle des Grosshirns, so spricht man im Zusammenhang mit der Bewusstwerdung auch vom corticothalamischen System. Auch die Seh- und Hörbahn von Auge und Innenohr werden über den Thalamus geschaltet, mit Ausnahme des Riechhirns, dessen Bahnen direkt zur Hirnrinde reichen. Über das Corticothalamische System werden auch der Schlaf-Wachrhythmus und das allgemeine Aktivitätsniveau des Grosshirns und des vegetativen Nervensystems reguliert, sowie allgemeine Schutzreflexe wie der Atem-, Schluck-, Nies- und Hustenreflex gesteuert.

Die Substantia nigra

Die Farbe der schwarzen Substanz (Substantia nigra oder Nucleus niger) rührt daher, dass dieser Kern viel Eisen und Melaninpigment enthält. Dieser Kern ist besonders gut erforscht worden, da die Parkinsonsche Krankheit die Folge einer Neurodegeneration dieses Ganglions ist. Zu ihm gehen Nervenfasern aus der Grosshirnrinde und aus dem Corpus striatum. Abführende Nervenfasern gehen zum Thalamus. Die melaninhaltigen Nervenzellen (Neurone) des Nucleus niger erzeugen viel Dopamin und regulieren damit den ganzen Schaltkreis der Bewegungssteuerung. Bei der Parkinsonschen Krankheit degenerieren diese Zellen, so dass dessen, durch Dopamin vermittelte, hemmende Steuerung immer schwächer wird. Dadurch entstehen die Symptome der Parkinsonschen Krankheit: grobschlägiges Zittern (Tremor), Starrheit der Mimik, Verlangsamung der Bewegungen und des Gangs, Steifheit der Muskulatur u.a., die im entsprechenden Kapitel des Bircher-Benner Handbuches Nr. 1 näher beschrieben werden. Zusätzlich zur hemmenden Steuerung des schwarzen Kerns werden die motorischen Bewegungen durch Nervenzellen zweier weiterer Stammganglien, durch den blassen Kern (Globus pallidus) und einen Kern, der unterhalb des Thalamus gelegen ist (Nucleus subthalamicus), hemmend gesteuert. Wenn diese ausfallen, überwiegt die Steuerung des schwarzen Kerns (Nucleus niger) und es kommt zu ständigen quälenden, übersteuerten automatischen, schlängelnden Bewegungen, zur Chorea Huntington, einer Erbkrankheit oder der Chorea minor, wenn diese Kerne im Rahmen der Autoimmunreaktionen des rheumatischen Fiebers befallen werden.

So gesehen, ist der schwarze Kern sozusagen der eine und das Globus pallidum mit dem Nucleus subthalamicus der andere Zügel des Fuhrmanns. Zieht der eine Zügel zu stark, so entsteht die Bewegungsstörung der Parkinsonschen Krankheit, zieht der andere zu stark, so entsteht die choreatische Bewegungsstörung (Veitstanz).

Das limbische System

Die Strukturen des limbischen Systems bilden einen doppelten Ring um die Basalganglien und den Thalamus. Gebildet wird es teils aus phylogenetisch alten Anteilen der Grosshirnrinde (Archipallium) und Hirnstrukturen, die unterhalb der Hirnrinde liegen. Der Name rührt von Limbus „Saum“, da dieses System beidseits ringförmig unter den Grosshirnhemisphären liegt. Zu ihm gehören Hippocampus, Fornix, Corpus mamillare, Gyrus cinguli die corpora amygdalae (Mandelkerne), die vorderen Anteile des Thalamus, das Septum pellucidum und eine Hirnwindung, die seitlich des Hippocampus liegt.

Dem limbischen System wird die Verarbeitung der Gefühle zugeschrieben. Das limbische System ist mit allen anderen Hirnstrukturen vernetzt. Schäden im limbischen System erzeugen folgende neuropsychologischen Defekte: Unfähigkeit, emotionale Situationen einzuschätzen, Gedächtnisstörung, posttraumatische Belastungsstörungen, Autismus, Depression, phobische Ängste und Narkolepsie (Schlafzwänge am Tage).

Die Alzheimerkrankheit beschädigt früh den Hippocampus, als Teil des limbischen Systems, so dass früh emotionale Störungen auftreten. Bei der Schizophrenie findet man in PET-Aufzeichnungen oft eine Minderdurchblutung im limbischen System. Auch dem manisch-depressiven Krankheitsbild (bipolare Störung) werden Schäden im limbischen System zugeschrieben. Neuroleptika und Schlafmittel, so die Benzodiazepine (Valium, Temesta usw.) greifen in das limbische System ein. Bei den neurodegenerativen Krankheiten sind degenerative Schäden im limbischen System für einen wichtigen Teil der Wesensveränderung verantwortlich.

Die motorischen Bahnen

Die Nervenbahnen für die Bewegungen der Muskulatur des Körpers (tractus corticospinalis) kreuzen sich auf der Höhe des verlängerten Marks, so dass jede Reizung eines Motoneurons der linken Hirnrinde in der rechten Körperhälfte beantwortet wird. In der Hirnrinde liegt das 1. Motoneuron (proximales Motoneuron). Sein langer Nervenfortsatz (Neurit) geht in langen Bahnen ins Rückenmark hinunter bis zu einem ihm zugeordneten Segment (Höhe). Dort erreicht sein Nervenfortsatz (Neurit) im vordersten seitlichen Anteil (Vorderhorn) seine ihm zugeordnete zweite Nervenzelle (distales oder zweites Motoneuron), dessen teils sehr lange Nervenbahn die ihm zugeteilte Muskulatur erreicht.

Die sensiblen Bahnen

Denselben, aber umgekehrten Verlauf nehmen die Empfindungsnerven (sensible Nerven- und Nervenbahnen). Deren erste Nervenzelle liegt im Organ oder Hautbezirk, das die Empfindung erzeugt. Deren Nervenfortsatz (Neurit) geht auf dem ihm zugeordneten Segment (Höhe des Rückenmarks) ins Hinterhorn des Rückenmarks hinein, und gibt seine Wahrnehmung dort an eine zweite Nervenzelle (2. Neuron) weiter. Die Nervenfasern all dieser zweiten Neurone verlaufen als Hinterstränge im hinteren Rückenmark hinauf zum Thalamus, wo sie, wie schon beschrieben, verschaltet und selektioniert werden, bevor die Informationen zur Hirnrinde und ins Bewusstsein weitergegeben werden.

Die hormonbildenden Drüsen des Gehirns

Am bekanntesten ist die Hypophyse (Hirnanhangsdrüse). Unterhalb des Thalamuskerns liegt der Hypothalamus. Von ihm geht die Steuerung der Hormonproduktion im Körper aus, indem die Hormonkonzentrationen im Blut gemessen und dem momentanen Bedarf stets angepasst werden. Soll ein bestimmtes Hormon vermehrt produziert werden, so sendet er eine Substanz (hormone releasing factor) in die Hypophyse hinunter, welcher eine vermehrte Produktion des entsprechenden Hormons ausführt.

Der Hypophysenvorderlappen (Adenohypophyse) produziert folgende Hormone:

Thyroxin releasing hormone (TSH)
Dieses regt die Schilddrüsenzellen zu vermehrter Produktion der Schilddrüsenhormone T3 und T4 an. Werden deren Spiegel (Konzentrationen) im Blut zu

hoch, so merkt dies der Hypothalamus und reduziert seine Stimulation wieder.

ACTH (Adrenocorticotropes Hormon)
Dessen Ausschüttung wird in derselben Weise reguliert. Es stimuliert die Drüsenzellen der Nebennieren zu vermehrter Bildung von Cortisol.

FSH (Follikelstimulierendes Hormon)
In derselben Weise wird es reguliert und stimuliert die Produktion der Östrogene und die Follikelreifung der Eizelle und beim Mann die Produktion der Spermien.

LH (Luteinisierendes Hormon)
Es löst den Eisprung aus und stimuliert die Produktion des Progesterons (Gestagen) für die Bildung des Gelbkörpers in der zweiten Zyklushälfte der Periode. Beim Mann stimuliert es die Produktion des maskulinisierenden Hormons Testosteron, das auch bei der Frau in geringer Konzentration Bedeutung hat.

Prl (Prolaktin)
Es regt die Brustdrüse zur Milchbildung an und hemmt gleichzeitig die Bildung der Geschlechtshormone (Gonadotropine).

STH oder GH (Somatotropin oder Growth-Hormone)
Es fördert das Körperwachstum, so lange als die Knochenwachstumsfugen (Epiphysenfugen) noch nicht verschlossen sind. Es fördert die Freisetzung von Fettgewebe und die Umwandlung von Fett in Zucker. Es setzt den insulinähnlichen Wachstumsfaktor frei (insuline-like growth factor IgF1).

MSH (Melanozytenstimulierendes Hormon oder Melanotropin)
Es regt die pigmentbildenden Zellen (Melanozyten) zu vermehrter Pigmentbildung an.

Der Hypophysenhinterlappen (Neurohypophyse)

Dessen Hormone werden im Hypothalamuskern selbst gebildet und wandern in den Hypophysenhinterlappen hinunter, der sie ins Blut freisetzt. Es handelt sich um zwei Hormone:

ADH (Adiuretin oder Vasopressin)
Dieses Hormon bewirkt den Einbau von Resorptionskanälen (Aquaporine) in die Sammelrohre der Nieren, so dass vermehrt Wasser aus dem Primärharn ins Blut zurückresorbiert wird.

Oxytocin
Dieses Hormon bewirkt, dass die Gebärmutter sich zusammenzieht (Kontraktion) und dass die Milch der Brustdrüsen ausgeschüttet wird. Dabei vertieft es die Beziehung der Mutter zu ihrem Kinde beim Stillen ganz bedeutend. Oxytocin wird auch bei Zärtlichkeiten, beim Streicheln und beim Singen ausgeschüttet und erzeugt dabei ein tiefes Gefühl von Gemeinsamkeit und Geborgenheit.

Die Zirbeldrüse (Epiphyse) und das Melatonin

Sie ist etwa 7 mm gross und liegt ganz hinten unterhalb des Balkens.
Sie produziert, wenn es draussen dunkel wird, das Hormon Melatonin. Auch künstliches Licht unterdrückt seine Produktion und stört dadurch den Schlaf. Es wurde nachgewiesen, dass das Melatonin für das Lernen und das räumliche Gedächtnis von Bedeutung ist[2]. Das Melatonin spielt eine bedeutende Rolle für die Regulation des zirkadianen Rhythmus und des Schlafs. Melatonin ist heute als Schlafmittel in den USA frei verkäuflich. Das National Institute of Aging warnt indes vor dessen sorglosem Gebrauch.

Die Nervenzelle (Neuron)

Jede der etwa 100 Milliarden Nervenzellen des Gehirns besteht aus einem Zellkörper mit Zytoplasma und dem Zellkern. Aus diesem heraus spriessen einer oder mehrere Fortsätze für den Empfang der Informationen (Neuriten) und zudem ein zum Teil sehr langer Fortsatz für die Weiterleitung der Information (Neurit). Dieser kann bis über einen Meter lang sein. In all diesen Fortsätzen findet man im Innersten Zellflüssigkeit und Mitochondrien für die Zellatmung und Lieferung energiespendender Phosphate. Nervenzelle und Dendriten gehören zur grauen Substanz des Gehirns, da sie keine Myelinscheiden haben, die von weisser Farbe wären.

Die Dendriten
Sie sind vielfach verzweigt und besitzen die Fähigkeit mit ihren Endigungen andere Nervenzellen und Nervenfasern aufzusuchen, so dass die Vernetzung von Information im zentralen Nervensystem verstärkt wird. Diese Anpassungsleistung ist von grosser Bedeutung bei der Entwicklung des Gehirns im Kindesalter und bleibt bis ins hohe Alter erhalten. Erlernen neuer Fähigkeiten, Denken, Training kognitiver Aufgaben und Musizieren fördern neue Vernetzungen. Werden Fähigkeiten nicht gebraucht, so werden Vernetzungen der Dendriten abgebaut. Diese Anpassungsfähigkeit nennt man Plastizität des Gehirns.

Die Neuriten
Diese sind die weiterleitenden Nervenfasern. Sie verlaufen im Gehirn und Rückenmark in Bündeln und Bahnen und im Körper vereinigen sie sich zu Nervenwurzeln und Nerven.
Das Innerste des Neuriten heisst Axon (griechisch Achse). Es enthält die Zellmembranen, Zytoplasma und Mitochondrien und wird vom Zellkörper her ernährt. Das Axon wird durch Zellen des Bindegewebes des Gehirns (Gliazellen) durch mehrfaches Umwickeln mit einer myelinhaltigen Schicht umhüllt, die zu 95 % aus Fettstoffen besteht, mit hohem Gehalt an Cholesterin und mehrfach ungesättigten Fettsäuren, die dem Neuriten die weisse Farbe geben. Bei den Körpernerven sind es spezielle Zellen (Schwannzellen), welche die Myelinscheiden herstellen. Die Myelinscheide ist nach jeweils knapp jedem Tausendstelmillimeter immer wieder eingeschnürt (Ranviersche Schnürringe). Die Erregung springt von Schnürring zu Schnürring. Dadurch vergrossert sich die Nervenleitgeschwindigkeit ganz bedeutend.

Das Aktionspotential

An den Membranen der Nervenzellen wird Kalium hinein und Natrium hinausgepumpt. Dadurch herrscht an der Zellmembran ein elektrisches Potential von rund 80 tausendstel Volt (80 mV, Ruhepotential). Empfängt die Nervenzelle eine Vielzahl von Informationen aus ihren Dendriten, so erhöht sich das Potential, bis es zur Entladung kommt, so dass die Nervenzelle ihre Information durch ihren Neuriten weitergibt.

Ist das Nervensystem übererregt, so erhöht sich das Ruhepotential und es braucht nur wenig, bis die Entladung erfolgt. Ist das Ruhepotential erniedrigt, so reagiert die Nervenzelle spät und träge. Ein hoher Magnesiumspiegel, wie auch ein hoher Calciumspiegel im Blut, stabilisieren das Nervensystem, während ein niedriges Natrium oder ein hohes Kalium dessen Erregbarkeit bedeutend erhöht.

Die Synapsen

Dies sind Verbindungen in denen die Signalübertragung von Nervenzellen auf andere oder auf Muskelfasern erfolgt. Die Komplexität der dendritischen Vernetzung im Gehirn ist unvorstellbar ausdifferenziert. Eine Kleinhirnzelle beispielsweise nimmt von über rund 100 000 dendritischen Synapsen Signale anderer Nervenzellen auf. Die Übertragung des Aktionspotentials über die Synapsen erfolgt in der Regel durch chemische Botenstoffe (Neurotransmitter).

An unterschiedlichen Synapsen gibt es erregende und hemmende Botenstoffe.

Erregende Botenstoffe:

Glutamat ist der wichtigste exzitatorische Neurotransmitter des Gehirns und ist an vielen Prozessen beteiligt, so auch in den Regelkreisen der Steuerung der Motorik in den Stammganglien, wo die Parkinsonkrankheit und die Chorea Huntington entstehen. Ein spezieller Glutamatrezeptor, der NMDA Rezeptor, ist an Lernprozessen beteiligt[3].

Noradrenalin befindet sich in vielen Synapsen von Kernen des Hirnstamms. Im vegetativen Nervensystem im Körper überträgt es die Signale der Ganglien des Sympathikus.

Adrenalin ist dagegen kein Neurotransmitter. Es wird ausschliesslich als Hormon von der Nebennierenrinde ausgeschüttet und entfaltet dabei seine Wirkung an den Synapsen des Noradrenalins im ganzen Organismus.

Acetylcholin wirkt im parasympathischen vegetativen Nervensystem in den Ganglien und an den Synapsen der Übertragung der Signale der motorischen Nerven auf die Muskelfasern (motorische Endplatte).

Hemmende Botenstoffe:

GABA (γ-Aminobuttersäure) ist der wichtigste hemmende Botenstoff des Gehirns. GABA wirkt an den Synapsen vieler Kerne im Gehirn. Die Medikamentengruppe der Benzodiazepine (Valium, Temesta usw.) wirken an den GABA-Rezeptoren dieser Synapsen und bewirken auf diesem Wege eine allgemeine Dämpfung des zentralen Nervensystems. So wirken sie sedierend (einschläfernd), angstlösend und vermindern die Muskelspannung.

Glycin ist ein hemmender Neurotransmitter, den man vor allem im Rückenmark findet.

Serotonin spielt vor allem im Bereich des Hirnstamms und der Hypophyse eine Rolle. Es wirkt in gewissem Masse aufhellend auf die Stimmung. Darum versucht man bei Depressionen die Stimmung durch eine medikamentöse Erhöhung des Serotoninspiegels anzuheben.

Die Bedeutung der Gliazellen im Gehirn

Der Name Glia stammt vom Griechischen und bedeutet „Leim“. Früh hatte man die Stützfunktion der Gliazellen und ihrer Fasern für die Nervenzellen (Neurone) erkannt. Die meisten Gliazellen stammen vom äusseren Keimblatt des Embryos ab (Ektoderm), die Mikrogliazellen dagegen vom mittleren Keimblatt (Mesoderm). Nach heutigen Kenntnissen bilden die Gliazellen nicht nur ein Stützgerüst für die Nervenzellen. Durch ihre schützende Umhüllung sorgen sie auch für elektrische Isolation. Im Weiteren sind Gliazellen massgeblich am Stofftransport und Flüssigkeitsaustausch und an der Aufrechterhaltung der Homöostase im Gehirn beteiligt. Darüber hinaus wirken sie auch am Prozess der Verarbeitung,

Speicherung und Weiterleitung der Information mit. Gliazellen sind meist kleiner als Nervenzellen. Im Hypophysenhinterlappen (Neurohypophyse) beeinflussen spezialisierte Gliazellen (Pituizyten) den Transport, die Speicherung und die Freigabe der Hormone Adiuretin (ADH) und Oxytocin durch die Nervenfasern.

Die meisten Gliazellen des Gehirns sind Astrozyten, die mit ihren vielen Fortsätzen Sternen gleichen. Sie regulieren den Kalium- und Flüssigkeitshaushalt im Gehirn und den Säure-Basenhaushalt. Auch sind sie an der Informationsverarbeitung im Gehirn beteiligt. Sie enthalten Bläschen (Vesikel) mit dem erregenden Neurotransmitter Glutamat. Durch dessen Freisetzung können sie benachbarte Nervenzellen aktivieren. Werden Nervenfasern (Axone) verletzt, so bilden sie Glianarben. Dadurch verhindern sie allerdings ein neues Auswachsen der Nervenfasern und verhindern dadurch die Heilung von Querschnittlähmungen. In der frühen Hirnentwicklung dienen spezielle Astrozyten wichtigen Leitstrukturen.

So genannte Oligodendrogliazellen bilden das Myelin für die elektrische Isolation der Nervenfasern (Axone).

Die Mikrogliazellen machen ca. 20 % aller Gliazellen aus. Während der Hirnentwicklung sorgen sie für die richtige Anzahl Vorläuferzellen der Nervenzellen (Neurone). Danach beteiligen sie sich an der Immunabwehr, indem sie sich in Fresszellen (Makrophagen) umwandeln. Da Antikörper wegen der Blut-Hirnschranke beim gesunden Menschen nicht ins Gehirn gelangen können, sind die Mikrogliazellen für die Immunabwehr gegen Entzündungen im Gehirn verantwortlich. Auch unterstützen sie die Nervenzellen bei ihrer Regeneration nach Verletzungen[4]. Damit haben die Mikrogliazellen eine ähnliche Funktion wie die Makrophagen (Fresszellen) des Immunsystems in anderen Geweben, da sie Zellreste abgestorbener Nervenzellen und Oligodendrozyten durch Phagozytose (Einverleiben und Auflösen) beseitigen.

Man vermutet, dass die Mikrogliazellen in der Embryonalentwicklung, wie andere Immunzellen, aus Vorläuferzellen des blutbildenden Systems entstehen. Sie wirken im Gehirn auch als Antigenpräsentierende Zellen, sobald sie durch ein verdächtiges Molekül aktiviert werden. Diese Aktivierung ist zum Beispiel an den degenerativen Entzündungsprozessen der Multiplen Sklerose beteiligt. Wie Amöben wandern sie an den Entzündungsort und sammeln sich dort an. Dort angekommen, beseitigen sie Zellgifte wie Wasserstoffsuperoxyd oder Stickstoffmonoxyd, abgestorbene Zellsubstanzen und Fremdkörper. Nach dem Abbau von defekten körpereigenen und fremden Bestandteilen sondern sie spezifische Zytokine wie Interleukin-1, Tumornekrosefaktor α, Interferon γ in den Raum ausserhalb der Zellen (Extrazellulärraum) ab. Diese bewirken, dass sich die Astrozyten vermehren und Glianarben bilden.

Die Hohlräume des Gehirns und die Flüssigkeit im Gehirn und im Rückenmark

Die Hirnflüssigkeit (Liquor cerebrospinalis) wird in den beiden seitlich gelegenen Hohlräumen (Seitenventrikel) aus Kapillaren einer Art Gefässknäuel (Plexus chorioideus) abgesondert. Dieser sorgt auf sehr komplexe Weise für den Stofftransport aus dem Blut ins Gehirn und verhindert gleichzeitig, dass unerlaubte Substanzen aus dem Blut zu den Hirnhäuten und in die Hirnflüssigkeit gelangen können (Blut-Hirnschranke). Von den

Seitenventrikeln fliesst die Hirnflüssigkeit in den mittelständigen dritten Ventrikel, von da in den darunterliegenden vierten Ventrikel und von da aus in den dünnen, in der Mitte des Rückenmarks gelegenen Spinalkanal. Danach gelangt die Hirnflüssigkeit in den Raum der spinngewebigen Hirnhaut (Meningea arachnoidea) und wird von dort ins Blut zurückresorbiert. Die Hirnflüssigkeit enthält beim Gesunden nur wenig Eiweiss und ganz wenige weisse Blutkörperchen.

Die Blut-Hirnschranke

Sie schützt das Gehirn vor im Blut zirkulierenden Krankheitserregern, Giftstoffen und Botenstoffen. Sie ist ein hochselektiver Filter über welchen die vom Gehirn benötigten Nährstoffe zugeführt und im Stoffwechsel entstandene Stoffwechselprodukte abgeführt werden. Dieser ganze Stoffaustausch wird durch eine Vielzahl genial konzipierter Transportprozesse gewährleistet.

Die Blut-Hirnschranke ist nur sehr selten Ursache von Krankheit, jedoch wird sie oft durch Krankheiten belastet und geschädigt. Medikamente hält sie im Allgemeinen zurück, so dass die Pharmaindustrie viel Forschungsarbeit leisten muss, um Medikamente an den gewünschten Wirkungsort im Gehirn zu bringen. Die Blutkapillaren sind durch so genannte „tight junctions" äusserst sorgsam gegen das Gehirngewebe abgedichtet. Gliazellen wachen sorgsam darüber, dass die Kapillaren dicht sind.

Die Masse des Gehirns beträgt nur 2 % der Körpermasse. Der Anteil am Nährstoffbedarf liegt aber bei ungefähr 20 %. Im Gegensatz zu anderen Organen verfügt das Gehirn über fast gar keine Nährstoff- und Sauerstoffreserven. Auch können Nervenzellen höchstens 3 Minuten ohne Sauerstoff überleben. Störungen des Säure-Basenhaushaltes (pH-Abweichungen) verträgt das Gehirn nicht, auch dürfen keine Schwankungen des Kaliumgehaltes in das Gehirn gelangen und ebenso wenig die in den Blutgefässen zirkulierenden Botenstoffe der Synapsen (Neurotransmitter). Die sehr weitgehende Undurchlässigkeit der Blut-Hirnschranke für im Blut zirkulierende Krankheitserreger, Antikörper und weisse Blutkörperchen (Leukozyten) machen sie zu einer immunologischen Barriere, so dass die Zellen der Mikroglia die Funktion der Immunabwehr übernehmen müssen.

Der hohe Energiebedarf des Gehirns erzeugt überdurchschnittlich viele Stoffwechsel-Abbauprodukte, die über die Blut-Hirnschranke abgeführt werden müssen.

Die komplexen Funktionen des Gehirns sind an hochempfindliche elektrochemische und biochemische Vorgänge gebunden, die nur in einem konstanten inneren Milieu, der Homöostase, weitgehend störungsfrei ablaufen können. Veränderungen der Blut-Hirnschranke bewirken Änderungen des Zustandes des Zentralnervensystems, was wiederum zu Funktionseinschränkungen oder Erkrankungen des zentralen Nervensystems führen kann. Dementsprechend steht eine Reihe neurologischer Erkrankungen mit Veränderungen der Blut-Hirnschranke in Zusammenhang.

Das Gehirn wird von über 100 Milliarden Kapillargefässen durchzogen, deren Gesamtlänge auf ca. 600 km berechnet wurde[5]. In der Grosshirnrinde finden sich 300 bis 800 Kapillarquerschnitte pro mm^2. Die Gesamtfläche der Blutgefässe im Gehirn wird auf 12 bis 20 m^2 geschätzt[6,7]. Damit wird die Abdichtung dieser grossen Fläche der Kapillaren zu einer grossen Aufgabe. Die Zellen, welche die Kapillarwände bilden (Endothelzellen) sind dünn. Im Gegensatz zu den Kapillaren im übrigen

Körper sind sie aber durch Verklebung (tight junctions) untereinander abgedichtet. Die Astrozyten der Makroglia überwachen die Bildung und Abdichtung der Endothelzellen und legen zudem zur Abdichtung komplexe Endfüsschen auf die Kapillarwände. Hochspezialisierte Zellen der Mikroglia (Perizyten) regulieren die Zellteilung der Endothelzellen der Kapillarwände. Sie sondern die Substanz Aktin ab, mit welcher sie den Durchmesser der Kapillaren verändern. Dadurch regulieren sie den Blutdruck in den Hirngefässen. Auch diese Perizyten sind fähig, sich in Fresszellen umzuwandeln und Fremd- und Giftstoffe zu eliminieren und den Immunzellen Antigene zu präsentieren[8, 9, 10, 11].

Der Transport durch die Blut-Hirnschranke

Die Membranen der Blut-Hirnschranke sind fetthaltig (lipophil). Trotzdem können ganz kleine Moleküle (kleiner als 0,52 nm^2) durch die Blut-Hirnschranke hindurchdiffundieren. Dies ist aber nur dadurch möglich, dass jeweils ein ganz kleiner Knick (Kink) eines Membranmoleküls eine kleine Lücke schafft, die mit dem Molekül durch die Membran hindurchwandert[12, 13, 14].

Fettlösliche (lipophile) Substanzen können prinzipiell am leichtesten die aus Fettsäuren aufgebaute Plasmamembran der Zellen passieren. Trotzdem können 98 % der Medikamente, die kleine fettlösliche Moleküle sind und ätherische Öle ab dem 6. Altersjahr, nicht mehr ins Gehirn eindringen.

Kleine Moleküle die polar geladen sind, wie das Wassermolekül, können nur sehr eingeschränkt über die hydrophoben Knicke (Kinks) durch die Wand der Kapillaren hindurchdiffundieren. Trotzdem können grosse Mengen Wasser durch die Blut-Hirnschranke hindurch zum Gehirn gelangen. Hierfür gibt es in den Membranen hydrophile (wasserlösliche) Eiweissmoleküle (Aquaporine, Kanalproteine). Auch Glycerin und Harnstoffmoleküle können durch solche Kanalproteine hindurchgelangen.

Für den Transport von Traubenzucker (Glucose) und Aminosäuren zum Gehirn gibt es in der Membran der Kapillaren ein spezielles Transportsystem (GLUT-1 Transporter). Andere Transportsysteme (MCT-1 und 2) können organische Säuren wie Milchsäure, Brenztraubensäure (Pyruvat) und Mevalonat, Butyrate und Acetat transportieren. Auch für Nährstoffe, Vitamine, Hormone, Spurenelemente und Folsäure gibt es spezielle Transportsysteme.

Für verschiedene grössere Moleküle gibt es spezielle Transportsysteme, die Energie verbrauchen. Ausgewählte grosse Moleküle, wie z. B. das eisenhaltige Transferrin oder etwa das für das Gehirn sehr wichtige LDL-Cholesterin, werden durch kleine Bläschen durch die Membran der Kapillaren geschleust (vesikulärer Transport), so auch Insulin und andere Peptidhormone und Zytokine für die Immunabwehr. Andere ausgewählte Peptide (kurzkettige Eiweisse) und Proteine (grössere Eiweissmoleküle) werden auf Grund ihrer positiven Ladung durch die Membran geschleust (kationischer Transport)[15].

Viele neurodegenerative Krankheiten, aber auch die Zuckerkrankheit, stören die Blut-Hirnschranke empfindlich. Auch können gewisse Krankheitserreger diese Barriere überwinden, so das HIV- und andere Viren und einige Bakterien, z. B. Neisseria meningitidis oder das Cholerabakterium (Vibrio cholerae)[16].

Das Verhalten der Blut-Hirnschranke beim Stofftransport in und aus dem Gehirn

Stark fettlösliche, unpolare Stoffe (Lösungsmittel) und chlorierte Kohlenwasserstoffe dringen ungehindert durch die lipidhaltigen Membranen der Hirnschranke ins Gehirn ein. Andere Stoffe, wie z.B. viele Nährstoffe (Aminosäuren, Zucker, Vitamine) können nur durch aktive und passive Transportsysteme die Blut-Hirnschranke passieren. Alle genannten Zelltypen der Blut-Hirnschranke bilden ein funktionelles System, was man auch „Neurovaskuläre Einheit" nennt. Diese gewährleistet den ungehinderten Transport lebensnotwendiger Nährstoffe aus dem Blut, den Abtransport von Abbauprodukten des Stoffwechsels aus dem Gehirn ins Blut und das Erkennen und Eliminieren schädlicher Fremdstoffe oder Toxine, insofern sie nicht fettlöslich sind. Auch zu diesem Zweck verfügt die Blut-Hirnschranke über spezifische Stofftransportsysteme.

Für grössere Molekülkomplexe, Viren und kleine Partikel erfolgt der Transport in kleinen Bläschen (Vesikel), welche auf komplexe Weise durch die Membran geschleust werden. Einige der Transportsysteme sind nur in einer Richtung aktiv, wie zum Beispiel das P-Glykoprotein-System in der Membran der Kapillarwände. Dieses bindet Fremd- und Schadstoffe an seinem Rezeptor (PgP-Rezeptor) und schleust Fremd- und Schadstoffe aus dem Gehirn ins Blut. Die Blut-Hirnschranke kann auch neurologisch und immunologisch aktive Stoffe wie Stickoxyd (NO), Prostaglandine und Zytokine (Botenstoffe aus Immunzellen) aus dem Gehirn ins Blut schleusen.

Andrerseits ist die Blut-Hirnschanke bei den Liquorhöhlen (Hirnventrikeln) und beim Riechhirn weniger dicht, so dass aktivierende Botenstoffe (Zytokine wie die Interleukine IL1-α, IL1-β, IL-6, TNF-α und Interferon IFN-γ) aus Entzündungen und Eiterherden des Körpers, des Darmes oder aus Zahnwurzelabszessen zum Gehirn eindringen können. Diese aktivieren das Immunsystem der Mikroglia und sind damit zu einem grossen Teil für die chronischen Entzündungsprozesse im Gehirn, die der Multiplen Sklerose und den anderen neurodegenerativen Krankheiten zu Grunde liegen, verantwortlich[17].

Auch konnten verschiedene Studien zeigen, dass insgesamt 12 verschiedene Interleukine, wenn sie im Körper reichlich vorhanden sind, die Blut-Hirnschranke überwinden und so vom Blut ins Gehirn gelangen können. So wurde nachgewiesen, dass verschiedene Zytokine, darunter IL1-α, IL1-β, TNF-α und IFN-γ bei hoher Konzentration im Blut ins Gehirn gelangen können. Daraus wurde geschlossen, dass es für diese Zytokine in der Membran der Endothelzellen der Kapillaren des Gehirns spezifische Transportsysteme geben muss[18].

Die Wirkung des Alkoholkonsums auf die Blut-Hirnschranke

Alkoholkonsum schädigt die Blut-Hirnschranke. Er ist ein Hauptrisikofaktor für entzündliche Erkrankungen des Nervensystems und für die Anfälligkeit gegenüber bakteriellen Infektionen[19, 20, 21]. In der Schädigung der Blut-Hirnschranke durch Alkohol wird ein wesentlicher Einflussfaktor für die Entstehung einiger neurodegenerativer Erkrankungen gesehen[22]. Die Schädigung der Blut-Hirnschranke ist sowohl durch neuropathologische Untersuchungen von Alkoholabhängigen als auch durch Tierversuche belegt[23]. Im Tierversuch wurde festgestellt, dass das durch den Alkoholkonsum aktivierte Enzym Myosin-leichte-Ketten-Kinase (MLCK) in den Endothelien zu einer Phosphorylierung mehrerer Tight Junctions, bzw. Zytoskelett-Proteine führt, wodurch die Integrität der Blut-Hirnschranke in Mitleidenschaft gezogen wird[24]. Alkoholkonsum führt zu einem bedeutenden oxydativen Stress, der die Blut-Hirnschranke zusätzlich schädigt[25]. Nicht der Alkohol selbst, sondern seine Abbauprodukte (Metaboliten) aktivieren das Myosin-leichte-Ketten-Enzym (MLCK) in den Endothelzellen der Kapillarwände. Die Schädigung der Blut-Hirnbarriere durch den Konsum von Alkohol begünstigt das Eindringen von weissen Blutkörperchen (Leukozyten) ins Gehirn, was Entzündungsvorgänge im Gehirn, wie sie zum Beispiel bei der Multiplen Sklerose bedeutend sind, begünstigt[22].

Die Wirkung des Rauchens auf die Blut-Hirnschranke

In mehreren Studien wurde festgestellt, dass Raucher ein bedeutend höheres Risiko haben, an einer Demenz durch die Alzheimerkrankheit zu erkranken, als Nichtraucher[26]. Eine länger dauernde Gabe von Nikotin an Versuchstiere verändert sowohl die Funktion, als auch den Aufbau der Blut-Hirnschranke[27]. In epidemiologischen Studien wurde zudem für Raucher ein bedeutend höheres Risiko für bakterielle Hirnhautentzündungen nachgewiesen[28].

Die Wirkung elektromagnetischer Strahlung auf das menschliche Gehirn und die Blut-Hirnschranke

Die gesundheitsschädigende Wirkung der gepulsten Hochfrequenzstrahlung des Mobilfunks im Mega- bis Gigaherzbereich sind wissenschaftlich belegt[29]. Ähnlich ist auch die Strahlung der mobilen Haustelefone, der drahtlosen Verbindungen an Computern, WLAN und Fernbedienungen. Uneinig ist man sich noch über die Schädlichkeit dieser Strahlungen in geringerem Energiebereich. Bei hoher Energiedichte elektromagnetischer Strahlung wurde im betroffenen Körpergewebe eine bedeutende Erwärmung beobachtet. Im Schädel kann diese Erwärmung die Blut-Hirnschranke negativ beeinflussen und durchlässiger machen[30].

Bei den im Mobilfunk verwendeten Leistungen während eines 15-minütigen Gesprächs erwärmt sich das Gehirn wesentlich weniger stark als durch ein warmes Bad, wobei die Erwärmung durch das Bad keinen Schaden ausübt[27]. An der schwedischen Universität in Lund wurde aber nachgewiesen, dass sowohl die Blut-Hirnschranke, als auch die Neurone des Gehirns auch ohne Effekt von Erwärmung durch Mobilfunkstrahlung beschädigt werden[31, 32, 33, 34].

Die Physik unterscheidet elektromagnetische Wellen und Skalarwellen.
Im Mobilfunk werden Skalarwellen mitverwendet. Sie haben die Eigenschaft, dass sie wie Presslufthämmer Wände aus Beton durchdringen können, um in den Häusern bis ins hinterste Kinderzimmer und in den mit Eisenbeton armierten Keller, in Parkgaragen und Untergeschosse von Warenhäusern und anderen Einkaufstempeln zu gelangen.

Die Physik unterscheidet also transversale Wellen (Hertz) von Skalarwellen (Tesla). Transversale Wellen können nicht in Metallgitter oder -käfige eindringen (Faraday-Käfig). So dringen sie kaum durch armierte Betonwände und Decken und gar nicht in ein Automobil oder einen Lift ein. Der Physiker Tesla hat vor 100 Jahren aber eine Wellenart entdeckt, welche von nichts abgehalten werden kann und durch alles hindurchdringt, die Skalarwelle. Dies ist eine Longitudinalwelle, die längs gerichtet ist und Wellenwirbel bildet. Der Mobilfunk arbeitet heute überwiegend mit Skalarwellen.

Das Problem der Schädlichkeit liegt darin, dass auch unser biologisches System mit Skalarwellen arbeitet, so die morphogenetischen Felder, welche bei der Ausdifferenzierung der Formen des Körpers auf Grund der genetischen Anlage wirksam sind. Das Sonnenlicht kommt als Transversalwelle an und wird beim Eingang ins biologische System in Skalarwellen (stehende Lichtwelle = Photon) umgewandelt und – wie wir gesehen haben – in der Erbsubstanz der Zellen nach dem LASER-Prinzip massiv verstärkt und gespeichert.

Das Frequenzmuster der spontanen Hirnaktivität im Elektroenzephalogramm stimmt mit demjenigen der Sonnenlichtstrahlung überein. Das menschliche Gehirn arbeitet also mit Skalarwellen und die Taktung der Hirnströme geschieht fatalerweise in demselben Frequenzfenster wie die Skalarwellen der Mobiltelefonie[35].

Die Myelin-Markscheiden, eine empfindliche Substanz

Myelin ist eine Biomembran, mit welcher die Nervenstränge (Axon) spiralförmig umhüllt sind. Es besteht zu 70 % aus Fettstoffen (Lipiden) und zu 30 % aus Eiweiss. Wegen des hohen Fettgehales erscheinen die rasch leitenden Nervenbahnen weiss und bilden somit im Gehirn die weisse Substanz. Auch die rasch leitenden Nervenfasern im Körper sind von Myelinscheiden umhüllt.

Im Gehirn wird das Myelin von Zellen der Mikroglia (Oligodendrozyten) gebildet, in den Nerven im Körper dagegen von so genannten Schwannschen Zellen. Myelin ist recht komplex zusammengesetzt: Bei den Fettstoffen des Myelins handelt es sich zu 25 % um Cholesterin, zu 20 % um Galactocerebrosid, zu 5 % um Galactosulfatid und zu 50 % hauptsächlich um Phosphatidylethanolamin sowie Lecithin. Bei den Eiweissen handelt es sich um basische Myeloproteine (MBP), Proteolipid-Protein (PLP/DM20), um Myelin-assoziiertes Glykoprotein (MAG) und Connexin (CX32). Im Gehirn kommt Myelin-Oligodendrozyten-Glykoprotein (MOG) dazu und in den Nerven des Körpers Protein Null (P0, MPZ) und so genanntes peripheres Myeloprotein-22 (PMP-22). Proteolipid-Protein (PLP), auch Lipophilin genannt, ist bedeutend für die Stabilisierung der Markscheiden.

Erbkrankheiten mit mangelhafter Myelinbildung sind selten. Man nennt sie Leukodystrophien.

Demyelinisierende Erkrankungen

Sie entstehen durch eine Beschädigung der Myelinscheiden, bis die in ihrem Zentrum verlaufende Nervenfaser zu Grunde geht. Man nennt sie auch Entmarkungskrankheiten.

Die Multiple Sklerose ist weitaus die häufigste, andere seltene sind die akute disseminierte Enzephalomyelitis (ADEM), die akute motorische Axonale Neuropathie, die Balo-Krankheit, die chronisch inflammatorische demyelinisierende Polyneuropathie, die funikuläre Myelose, das Miller-Fischer-Syndrom, die Myelitis transversa und die Neuromyelitis optica (Devic-Syndrom).

Remyelinisation

Die Oligodendrozyten der Mikroglia des Gehirns sind fähig, die Myelinscheiden zu reparieren. Beim gesunden Hirn ist diese Regenerationsfähigkeit äusserst wirksam. Die reparierten Myelinscheiden sind aber deutlich dünner. Bei der Multiplen Sklerose ist aber diese Fähigkeit der Remyelinisation durch Autoimmunprozesse so stark beeinträchtigt, dass sie für eine Heilung nicht genügt.

Derzeit wird an vielen Zentren erforscht, warum die Remyelinisation bei der Multiplen Sklerose nicht gelingt. Offenbar gelangen die Stammzellen der Oligodendrozyten nicht zur Reifung. Botenstoffe von Entzündungszellen (Zytokine) hemmen die Reifung der Oligodendrozyten aus ihren Vorstufen. Die Tumornekrosefaktoren 2 und α spielen hierbei eine Schlüsselrolle[36]. So genannte Chemokine leiten die Oligodendrozyten an den Ort degenerierenden Myelins und fördern die Reifung der Oligodendrozyten. Bei der Multiplen Sklerose ist das Chemokin CXCL12 stark vermindert. Zudem sollen Rückstände von degeneriertem Myelin den Zellrezeptor LINGO1 aktivieren, welcher die Remyelinisierung und Reifung von Oligodendrozyten verhindert[32]. Mit zunehmendem Alter nimmt die Fähigkeit zur Remyelinisierung ab. Man nimmt an, dass hierfür verantwortliche Gene in ihrer Aktivität abgeschwächt werden[37]. Gewisse Wachstumsfaktoren fördern die Remyelinisation, so der Faktor EGF und andere[32]. Auch fand man gewisse Zellrezeptoren (Toll-like receptors), welche die Reifung der Oligodendrozyten und damit die Remyelinisation hemmen[38].

Eine Vielzahl anderer Faktoren und Einflüsse sind in Erforschung. Bei der Multiplen Sklerose wurde nachgewiesen, dass die Remyelinisation anfangs noch sehr effizient ist, dass sie aber umso mehr versagt, als die Krankheit ihren chronischen Verlauf nimmt[39]. Die Forscher versuchen Medikamente zu finden, welche die Rezeptoren Notch-1, Wnt und LINGO1, welche die Zellreifung hemmen, blockieren würden. Die Multiple Sklerose wird in unserem Bircher-Benner Handbuch Nr. 1 für Multiple Sklerose, Morbus Parkinson und andere neurodegenerative Krankheiten abgehandelt.

Krankheiten durch die Einlagerung von degenerativen Eiweissen

Die TAU-Proteine

Ihr Name wird vom griechischen Buchstaben TAU abgeleitet.
Es handelt sich um so genannte Struktureiweisse, welche durch Phosphorylierung in ihrer Molekülstruktur so verändert worden sind, dass sie ihre Aufgabe, in die Mikrotubuli des Zellskeletts eingebaut zu werden, nicht mehr erfüllen können. Dadurch lagern sie sich in die Nervenzellen (Neurone) des Gehirns ein und bilden darin verdrehte Fasern (verdrehte Fibrillen). Neun verschiedene solche Krankheiten, die man Tauopathien nennt, sind bekannt.

Die Fibrillen zerstören die Neurone vollständig, so dass das Gehirn nach und nach zu Grunde geht.
Die weitaus häufigste und bekannteste unter den Tauopathien ist die Alzheimerkrankheit. Bei ihr findet zudem eine intensive Ablagerung von Betaamyloiden in die Zwischenzellsubstanz, die Grundsubstanz des Gehirns, statt. Die Alzheimerkrankheit ist keine Erbkrankheit. Ursächliche Zusammenhänge mit der allgemein verbreiteten Fehlernährung mit viel tierischen Produkten, mit diversen Umweltschadstoffen und mit der gepulsten Hochfreuquenzstrahlung der mobilien Telefonie wurden aufgezeigt.

Die Amyloidose

Als Amyloidose bezeichnet man die Anreicherung von abnorm veränderten Eiweissen in der Zwischenzellsubstanz, der Grundsubstanz des zarten Bindegewebes, das den ganzen Körper durchdringt und jeglichen Stoffaustausch zwischen den Blutkapillaren und den Zellen sicherstellt. Die degenerative Veränderung bewirkt, dass diese Eiweisse nicht mehr wasserlöslich sind. Dadurch liegen sie in Form kleiner Fasern, so genannter Fibrillen vor. Man nennt sie β-Fibrillen. Diese krankhaften Ablagerungen kommen durch einen krankhaft veränderten Stoffwechsel wegen der allgemein verbreiteten Fehlernährung zustande. Der Name Amyloid kommt daher, dass diese Ablagerungen unter dem Mikroskop stärkeähnlich aussehen.

Der Amyloidose liegt eine Störung der Faltung eines normalerweise löslichen Proteins zu Grunde[40]. Langjährige Fehlernährung und mehrere verschiedene Krankheiten können durch eine gestörte Stoffwechselökonomie, das heisst durch Überproduktion, fehlenden oder verminderten Abbau oder eine gestörte Ausscheidung bestimmter Proteine, die Amyloidose auslösen. Die Proteine liegen in den Blutgefässen und Kapillaren in gelöster Form vor. Steigt ihre Konzentration an, so geraten sie in die Zwischenzellsubstanz der umliegenden Gewebe und werden von Enzymen angegriffen. Durch Zusammenlagerung der dadurch entstehenden Aminosäurenketten im Bereich der β-Faltblattstrukturen bilden sich unlösliche Komplexe in Form mikroskopisch kleiner Fasern (Fibrillen). Diese Fibrillen sind gegenüber einer Einverleibung in Fresszellen (Phagozytose und Proteolyse durch Makrophagen) resistent, so dass sie nicht mehr abgebaut werden können.

Bei so genannten primären Amyloidosen findet man keine zu Grunde liegende Krankheit. Sie sind selten und kommen teils familiär gehäuft vor. Weitaus am häufigsten sind die sekundären Amyloidosen. Hier findet man eine Grundkrankheit als Ursache, zum Beispiel chronische Entzündungen, chronische Infektionen, Tumoren des lymphatischen Systems oder eine langjährige Dialysebehandlung.

Viele betagte Menschen leiden an einer Altersamyloidose, einer Ablagerung vor allem im Herzen oder im Gehirn, in Form von β-Amyloid in der Zwischenzellsubstanz. Dies bewirkt die Alzheimerkrankheit. Sie wird auch als AS-Amyloidose oder senile Amyloidose bezeichnet. Ihre Ursache liegt, wie gesagt, in der allgemein verbreiteten Fehlernährung und der dadurch massiv gestörten Stoffwechselökonomie. Im Gehirn und den Nerven entstehen durch die Amyloidablagerungen Funktionsstörungen aller Art, bis hin zur Alzheimer-Demenz. An den Nerven im Körper (den peripheren Nerven), kommt es zu oft sehr schmerzhaften Gefühls- oder Bewegungsstörungen (periphere Neuropathie). Ein Befall des vegetativen Nervensystems führt zu Blutdruckabfall im Stehen (orthostatische Schwäche), Abmagerung durch verfrühtes Sättigungsgefühl infolge verminderter Magenentleerung, Erektionsstörungen, gestörter Darmperistaltik mit Blähungen, Bauchschmerzen und Stuhlunregelmässigkeiten. In diesem Buch beschränken wir uns auf die Auswirkungen der Amyloidose auf das zentrale und periphere Nervensystem. Die Auswirkungen der Amyloidose auf das Herz und die Blutgefässe sind in unserem Bircher-Benner Handbuch Nr. 19 für Bluthochdruck, Herz- und Arteriosklerosekranke beschrieben.

Die Wirkung der Ernährung auf das zentrale Nervensystem

Zweierlei Nahrungsenergie

Die Physiker unterscheiden zweierlei Energie: geordnete und chaotische Energie. Geordnete Energie speichert Information. Chaotische Energie kann nichts speichern. Wärmeenergie (Kalorien) ist chaotische Energie. Höchstgeordnete Energie ist das Sonnenlicht. Dessen komplexer Informationsgehalt gleicht einer grossen Symphonie. Hören wir eine Symphonie, so entsteht keine Wärme, aber sie vermittelt Informationen: ein hochgeordnetes Klanggebilde, das präzise Empfindungen und Gefühle auslöst. Über seine komplexen Schwingungen vermittelt und ordnet das Sonnenlicht die genetisch vorgegebene Information, die für das Wachstum, die Differenzierung und Regeneration alles Lebendigen auf der Erde notwendig ist.

Ein grünes Blatt enthält rund eine Million Chlorophylltrichter. An der Basis jedes Trichters befinden sich je zwei Chlorophyll A-Moleküle. Der Trichter reflektiert das einfallende Licht in die Basis, wo zwei Chlorophyll A-Moleküle, mit den Schwingungen der Sonnenlichtstrahlung synchron, in maximale Resonanz treten (Kohärenz). Die Energie aus dieser Resonanz wandeln sie um in UV-Licht, so dass sie für unser Auge unsichtbar leuchten. Dieses Licht durchströmt den ganzen Pflanzenkörper bis in die Wurzelspitzen[41,42]. Alle lebendigen Zellen speichern in ihren Molekülen UV-Licht, ganz besonders in den ringförmigen Molekülen.

Die weitaus stärkste Lichtspeicherung erfolgt aber in der Doppelspirale der Erbsubstanz der Zellkerne. Die Doppelspirale der Erbsubstanz (DNA) kann sich nach rechts oder nach links aufwinden oder sie kann kleeblattartige Ausstülpungen bilden, wobei sie ganz spezifische UV-Lichtspektren abstrahlt[43]. Die Doppelspirale der DNA dient als Hohlraumresonator für die rhythmische LASER-Verstärkung des UV-Lichtes in unseren Zellen[44]. Damit ein LASER zu arbeiten beginnt, muss er eine gewisse Menge an Energie erhalten. Die Biophysiker nennen diese minimale Energiezufuhr die LASER-Schwelle. In ihren Experimenten haben Forscher der internationalen Akademie für Biophotonenforschung die LASER-Schwelle an pflanzlichen Zellgeweben gemessen[43].

Genau wie die Pflanzen speichern menschliche und tierische Zellen in ihrer DNA UV-Licht[45,40]. Aber uns fehlt die Fähigkeit zur Photosynthese und die direkte Sonnenbestrahlung der Haut genügt bei weitem nicht, um unsere LASER-Lichtspeicherung über der LASER-Schwelle zu halten.

Die Pflanzenzelle speichert die Photonen des Sonnenlichtes in ungeheurer Menge. Man konnte zeigen, dass die so genannte ultraschwache Zellstrahlung[41] eigentlich bloss eine Leckstrahlung ist, ein minimes Durchsickern des UV-Lichtes durch die Zellmembran. Messungen haben ergeben, dass die LASER-Amplifikation des Lichtes in der DNA 10^4-mal stärker ist als diejenige technischer LASER-Geräte. So gleicht das Innere der Zellen einem ungeheuren Lichtraum.

Unsere Photonenspeicherung muss täglich genährt werden durch eine ausreichend grosse Menge an lebendigen, photonenhaltigen Nahrungsmitteln, an vegetabiler Frischkost[46, 47, 48].

Die Übertragung der Information der lebendigen Nahrungsmittel aus der Photosynthese auf unseren Organismus erfolgt durch Kohärenz. Dies bedeutet, dass unsere eigene Lebensempfindung, Lebensenergie und Lebensinformation in den etwa 50 Billionen Zellen unseres Körpers dadurch immer wieder erneuert und geordnet werden, dass sie bei der Übertragung der Photonen mit den Schwingungsmustern des Sonnenlichtes in gemeinsame Resonanz treten.

Im Zellinnern bestehen ganz andere energetische Verhältnisse als in der unbelebten Natur. Die Biophysiker bezeichnen das Zellinnere als Dissipatives System. Der Russisch-Belgische Forscher Ilya Prigogine hat für seine Arbeiten hierüber den Nobelpreis erhalten.

Durch die intensive Photonenspeicherung ist die Energie im Zellinnern so weit vom thermodynamischen Gleichgewicht entfernt, dass der zweite Hauptsatz der Thermodynamik ungültig wird. Dadurch schlägt das Chaosprinzip um in ein ordnendes Kohärenzprinzip[49].

Fehlen die lebendigen Nahrungsmittel in unserer Nahrung, so vermindert sich der Photonengehalt in unseren Zellen. Der Lichtgehalt nimmt ab, bis die LASER-Schwelle unterschritten wird. Aus dem Ordnungsprinzip (Kohärenzprinzip nach Prigogine[49]) verfallen die Zellen teilweise ins Chaosprinzip der Thermodynamik zurück und degenerieren.

Wir verstehen Krankheit als Verlust an Ordnung, Verlust an geordneter Information. Das Lebensprogramm gerät in Unordnung und durch den Mangel an lebendiger Nahrung kann es nicht mehr geordnet werden. Aus einer Vielzahl von Experimenten, die u.a. an der Universität Novosibirsk durchgeführt worden sind[50] geht hervor, dass die komplexen Vorgänge der Biochemie in unseren Zellen durch Information gesteuert sind. Bei Mangel an lebendiger Nahrung wird diese Information nicht mehr laufend erneuert und geordnet. Dadurch geraten die komplexen biochemischen Vorgänge unserer Zellen in Unordnung. Hier liegt die energetische Bedeutung der lebendigen pflanzlichen Rohnahrung: sie erneuert und kräftigt die ordnende Resonanz im biologischen System.

Das Grundregulationssystem des zarten Bindegewebes im zentralen Nervensystem

Im Körper sind alle Zellen der Organe in die Grundsubstanz des zarten Bindegewebes eingebettet, das alle Organe und Strukturen durchdringt. Sie besteht aus einem molekularen Netzwerk (Matrix) aus Zucker-Eiweissmolekülen, die man Proteoglykane nennt. Die Blutkapillaren durchziehen die Grundsubstanz, so auch die Nervenendigungen des vegetativen Nervensystems. Ausserhalb des zentralen Nervensystems sind die Kapillaren mit Absicht undicht. So können Nahrungsstoffe und Hormone frei austreten. Durch das Netzwerk der Proteoglykane, das als Molekularsieb und Informationsleitungssystem dient, gelangen sie zu den Zellen. Krankheitserreger und Giftstoffe werden durch das komplexe System der Lymphgefässe aus der Matrix herausdrainiert, in den Lymphknoten gereinigt. Die gereinigte Lymphe wird in das Venenblut zurückgeführt.

Wir haben gesehen, dass Autoimmunprozesse durch ein krankes Milieu im Darm und eine entartete Darmflora begünstigt werden, weil unter solchen Bedingungen die Immunzellen eine nur mangelhafte Immunkompetenz erwerben können, die ihnen nicht erlaubt, fremd und eigen korrekt zu unterscheiden.

Im Gehirn sind ganz andere Verhältnisse als im Körper. Die Kapillarschlingen, die hier besonders dicht stehen, da besonders viel Sauerstoff und Nahrung notwendig ist, sind durch die Blut-Hirnschranke abgedichtet, wie wir weiter oben gesehen haben. Die Neurone benötigen ein ganz anderes Milieu um sich herum als die Körperzellen, ein Milieu, das durch die Gliazellen, besonders durch die Astrozyten und durch das komplexe System der Transportkanäle der Blut-Hirnschranke reguliert und äusserst konstant gehalten wird.

Wir haben gesehen, dass die Oligodendrogliazellen der bindegewebigen Mikroglia sich um den Schutz und die Umhüllung der Nervenfasern, der Axone, kümmern und dass sie andrerseits den Aufbau und die Funktion des Immunsystems im Gehirn übernehmen, indem sie sich in Antigen präsentierende Zellen und Fresszellen umwandeln können, die wie Amöben durch die Matrix des Gehirns wandern und eingedrungene Keime und Toxine beseitigen. Wir haben auch gesehen, dass die Oligodendrogliazellen der Mikroglia Verletzungen der Myelinscheiden reparieren können, dass sich aber zum Beispiel bei der Multiplen Sklerose, durch die lang andauernde Autoimmunentzündung, diese Fähigkeit zur Regeneration des Myelins und damit der Markscheiden der schnell leitenden Nervenfasern, erschöpft.

Wir haben gesehen, dass in der Matrix des Hirngewebes sich abnorme, degenerative Eiweisstoffe (Amyloide) ablagern, wenn die Stoffwechselökonomie nicht gewährleistet ist und dass diese Einlagerung von β-Amyoloiden in das Grundsystem des Bindegewebes des Gehirns eine zentrale Ursache der Demenz durch die Alzheimerkrankheit ist. Auch haben wir gesehen, wie unter denselben Voraussetzungen gewisse Eiweisse, welche sich an der Stabilisierung der Zellmembranen (Zytoskelett) beteiligen sollten, sich abnorm verändern, so dass sie phosphoryliert werden und dass sie dadurch, statt ihre Aufgabe zu erfüllen, zu verdrehten Fibrillen werden, welche die Nervenzellen des Gehirns zerstören.

Die Nahrungsökonomie und die Nahrungsenergie stehen in einer Schlüsselrolle für die Gesunderhaltung der Matrix und des Grundregulationssystems mit dem Netzwerk aus Proteoglykanen, sowohl im Körper als auch im zentralen Nervensystem, jenseits der Blut-Hirnschranke. Wir werden weiter unten sehen, dass die Einlagerung toxischer Schwermetalle, oxydativer Stress durch eine unnatürliche Lebensweise und falsche Ernährung und elektromagnetische Strahlungen nicht nur die korrekte Funktion der Blut-Hirnschranke, sondern auch das Grundregulationssystem des Gehirns und die Neurone selbst sowie die Myelinscheiden direkt und schwer beschädigen, so dass das Immunsystem des Gehirns entgleist und sich gegen angegriffenes, degenerierendes Gewebe und die Myelinscheiden wendet. Durch eine Autoimmunreaktion, welche die Markscheiden zerstört und damit zur Multiplen Sklerose führt und durch Einlagerung von Alpha-Synuclein in die Substanzia nigra zur Parkinsonkrankheit und durch oxydative Phosphorylierung der TAU-Proteine und Einlagerung von β-Amyloid in die Matrix zur Alzheimerkrankheit. Hier ist der Schlüssel für das Verständnis der Ursachen dieser und anderer neurodegenerativer Krankheiten. Er ist der Schlüssel zu einer wirksamen Verhütung und Therapie, wie sie in diesem Buch beschrieben wird.

Oxydativer Stress im Zentrum der Ursachen der neurodegenerativen Krankheiten

Bei ungeeigneter Ernährung, durch Reizmittel, Umweltbelastungen und ungeordnete Lebensweise, ionisierende, elektromagnetische und UV-A-Strahlung leidet der Organismus an oxydativem Stress. Dabei entsteht eine Stoffwechsellage, bei der eine das physiologische Ausmass überschreitende Menge reaktiver Sauerstoffverbindungen (R.O.S. = reactive oxygen species) anfällt. Diese hochreaktiven oxydierenden Substanzen sind Moleküle mit mindestens einem ungesättigten Elektronenpaar, wodurch sie besonders reaktiv sind. Sie entstehen in den Mitochondrien, den die Glukose abbauenden „Kraftwerken" der Zellen, durch Elektronenübertragungen und das Enzym Cytochrom P 450-Oxydase.
Dabei entstehen das Superoxydanionenradikal O_2-, Wasserstoffsuperoxid (H_2O_2) und das Hydroxydradikal (OH*) oder Nitroxygen (NO*).

Gesunde Zellen können durch neutralisierende Substanzen, die sie bereithalten, diese hochreaktiven Sauerstoffverbindungen neutralisieren. Die wichtigste antioxydative Substanz, die der Körper bereitstellt, ist Glutathion, ein Peptid, das er aus den drei Aminosäuren Glutaminsäure, Cystein und Glycin herstellt. Weitere wichtige Antioxidantien sind Ubiquinon (aus Coenzym Q10), die Vitamine A, C und E, Selen und eine Vielzahl sekundärer Pflanzenstoffe aus vegetabiler Nahrung.

Bei oxydativem Stress im Stoffwechsel sind diese Reserven erschöpft und kann oxidiertes Glutathion nicht mehr genügend in seine aktive, reduzierte Form zurückverwandelt werden, da das Enzym Glutathionreduktase erschöpft ist, wie auch andere Entgiftungsenzyme, so die Peroxyddismutase und die Katalase. Dadurch bleiben die hochreaktiven Oxydantien (R.O.S.) im Stoffwechsel liegen und beschädigen grosse Moleküle (Makromoleküle) in- und ausserhalb der Zellen.

Dies hat gefährliche Folgen. Die ungesättigten Fettsäuren der Zellmembranen werden oxydiert (*Lipid-Peroxydation)*, was zum Untergang von Mitochondrien, der Kraftwerke der Zellen führt, so dass sie sich erschöpfen, und viel mehr Energie aufwenden müssen zur Erhaltung ihres elektrischen Membranpotentials. Hinzu kommt die Beschädigung der lipidhaltigen Myelinscheiden, der rasch leitenden Nervenfasern im Gehirn und Rückenmark und in den Nerven ausserhalb des zentralen Nervensystems durch die Lipid-Peroxydation. Hinzu kommt weiterhin die Beschädigung von Eiweissen (*Proteinperoxydation*) und der Erbsubstanz (*DNA-Peroxydation*), was zur Spaltung der DNA-Moleküle der Erbsubstanz (Genmutationen) und dadurch zur Umwandlung gesunder Zellen zu Tumor- oder Krebszellen führen kann.

Hier handelt es sich um einen vorzeitigen Alterungsprozess, der die Lebenserwartung stark beeinträchtigt[51, 52, 53]. Im Traubenzuckerabbau (Glucoseabbau in der so genannten Atmungskette der Mitochondrien) entsteht das Endprodukt Wasser. In etwa 2 % geschehen dabei Fehler, so dass z.B. ein Sauerstoffatom sich mit nur einem statt mit 2 Wasserstoffatomen verbindet. Dadurch entsteht immer ein hochreaktives Spaltprodukt des Wassers, das Hydroxydradikal (OH*). Dieses *freie Radikal* ist so reaktiv, da das Sauerstoffatom des OH*-Radikals mit grosser Kraft nach einem zusätzlichen Elektron aus irgendeinem anderen Molekül sucht. Weitere Radikale sind das Stickoxyd (NO*), das Chloridradikal (Cl*), das Bromradikal (Br*) u.a.

Die Bedeutung der freien Radikale liegt derzeit in grossem wissenschaftlichem Interesse im Zusammenhang mit der Erforschung der Ursachen verschiedener neurodegenerativer Krankheiten, wie der Alzheimerkrankheit (AD), der Multiplen Sklerose (MS), der amyotrophischen Lateralsklerose (ALS), der Chorea Huntington und der Parkinsonschen Krankheit. Viele Studien weisen auf eine Zerstörung der Hirnstammganglien durch freie Radikale hin, als Ursache dieser immer häufiger werdenden Krankheiten. Bei der Multiplen Sklerose bestehen Hinweise auf eine Schädigung der Myelinscheiden durch freie Radikale, so dass das Immunsystem gegen die oxydierten Lipide reagiert und bei der diabetischen Neuropathie ebenfalls[54].

Dass oxydativer Stress unter den Ursachen der neurodegenerativen Krankheiten eine Schlüsselrolle zukommt, ist unter den Wissenschaftlern heute anerkannt[55]. Der Vorgang beginnt mit der Oxidation von Proteinen und Enzymen, die dadurch ihre Raumstruktur (Tertiärstruktur) verändern und eine unlösliche Beta-Faltblattstruktur bilden, die dann in Form von Aggregaten, den LEWY-Körperchen bei der Parkinson-Krankheit oder den β-Amyloidplaques bei der Alzheimerkrankheit im Gehirn abgelagert werden und die Nervenzellen zerstören.

Normalerweise wird die korrekte Faltung der Proteine mit Hilfe von speziellen Proteinkomplexen (Chaperonen) erreicht. Es wird vermutet, dass diese Chaperonkomplexe durch oxidativen und nitrosativen Stress so verändert werden, dass sie ihre Funktion bei der Herstellung einer korrekten dreidimensionalen Struktur der Proteine nicht mehr ausführen können. Die in und ausserhalb der Nervenzellen abgelagerten unlöslichen degenerativen Eiweisse lösen den programmierten Zelltod (Apoptose) aus. Der Zelltod wird durch eine übermässige Ausschüttung des aktivierenden Neuro transmitters Glutamat ausgelöst. Glutamat aktiviert in den Zellmembranen einen Rezeptor (NMDA-Rezeptor), welcher einen andauernden Calciumeinstrom in die Nervenzellen auslöst. Dies aktiviert ein Enzym (NO-Synthetase), welches die Bildung des Stickoxydradikals (NO*) bewirkt. In den Mitochondrien hemmt das übermässige Calcium die Zellatmung. Dies führt zur massiven Bildung freier Radikale (R.O.S.). Dabei wird das Radikal NO* zum hochreaktiven Peroxinitrit weiter oxidiert, das zusammen mit den anderen freien Radikalen (R.O.S.) die Membanen durch Lipid-Peroxydation massiv schädigen. Dies setzt die Substanz Cytochrom C frei, welches die biologisch vorgegebene Kaskade der Zerstörung der Zelle (Apoptose) in Gang setzt. Es gibt im Gehirn einen zellerhaltenden Stoff, der die Nervenzellen vor einer Zerstörung durch Apoptose schützt. So würden diese durch gesunde Nachbarzellen geschützt. Da aber auch die Nachbarzellen angegriffen sind, fehlt dieser Schutzfaktor, so dass der Zelltod im Gewebe des Gehirns um sich greift.

Der Einfluss der Umweltbelastung durch Schadstoffe als Ursache für die neurogenerativen Krankheiten

In neueren Forschungen wurden direkte toxische Wirkungen einer Vielzahl von Chemikalien im Gehirn nachgewiesen, welche langfristig zu chronischen neurodegenerativen Krankheiten führen. So können zum Beispiel schon niedrige Konzentrationen von Schimmelpilzen und niedrige Konzentrationen von Chemikalien in der häuslichen Umgebung Verhaltens- und Gedächtnisstörungen verursachen[56]. An dieser Wirkung sind die Gliazellen beteiligt, welche immunologisch aktiv sind, einen Teil der Blut-Hirnschranke bilden und mit den Nervenfasern in direktem, engem Kontakt stehen.

Die neurotoxische Wirkung des Quecksilbers

Dieses bei Raumtemperatur flüssige Metall gehört zu den giftigsten chemischen Elementen der Erde. Trotzdem wurde es in den letzten 160 Jahren durch die Amalgamfüllungen in die Zähne vieler Millionen Menschen implantiert. Als Salz liegt es in ein- oder zweiwertiger Form (Hg^{+}, Hg^{++}) vor. Daraus bilden sich aber auch organische Quecksliberverbindungen, so besonders das hochtoxische Methylquecksilber ($CH_3{\text -}Hg^{+}$). Zahnamalgame enthalten über 50 % Quecksilber und zusätzlich Silber, Kupfer und Zinn, Metalle die ihrerseits ebenfalls neurotoxisch sind. Im Jahr 2006 wurden ca. 2000 Tonnen reines Quecksilber in Zahnamalgame verarbeitet und in Zahnfüllungen eingebracht[57].

Das Quecksilber der Amalgamfüllungen zeichnet sich dadurch aus, dass es ständig verdampft, so dass im Mund Konzentrationen bis zu 52 µg/m^3 Luft gemessen wurden[58]. Die Stärke des Verdampfens ist von der Anzahl Amalgamfüllungen und vom Kaudruck abhängig[59]. Im Gehirn von Menschen mit Amalgamfüllungen wurden zwei bis zwölffach höhere Konzentrationen von Quecksilber gemessen, im Vergleich zu einer amalgamfreien Kontrollgruppe[60]. Amalgam wird von der Mutter auf das ungeborene Kind übertragen. In mehreren Studien wurde gezeigt, dass der Quecksilbergehalt in den Gehirnen von Säuglingen, die an plötzlichem Kindstod gestorben waren, mit der Anzahl Amalgamfüllungen der Mütter korrelierte[61]. Damit ist das toxikologische Kriterium des Dosis-Wirkungsprinzips erfüllt.

Unter dem Mikroskop lässt sich die hochtoxische Wirkung des Quecksilbers auf die Nerven direkt beobachten und filmen. Schon bei einer Konzentration von 0,1 µMol/Liter lässt sich eine rasche Degeneration der Nervenfaser (Axon) beobachten. Eine Konzentration von 0,18 µg Hg/l bewirkt eine Ablagerung von β-Amyloid und eine Protein-Hyperphosphorylierung durch Bindung von Phosphor an das TAU-Protein, wie dies beides bei der Alzheimerkrankheit vorhanden ist[62]. Dies zeigt eine enorme Neurotoxizität schon ganz geringer Quecksilberdosen, viel tieferer Konzentrationen als jener, die man in Organen von Amalgamträgern misst. Hinzu kommt, dass mit diesen Versuchen nur das ionisierte Quecksilber Hg^{++} verwendet wurde und nicht das noch viel giftigere elementare Quecksilbergas H°, welches ungehindert die Blut-Hirnschranke durchdringt.

Das gasförmige Quecksilber wird in den Zellen zu Hg^{++} ionisiert. Danach verbindet es sich mit den Schwefelwasserstoffgruppen der Eiweisse organischer Stoffe wie Hormone, Neurotransmitter, Peptide und Enzyme. Auch hemmt das Quecksilber den Transport von Calcium, Natrium und Kalium in den Zellmembranen, da es deren Transportsysteme blockiert.

Hinzu kommt, dass sich Quecksilbersalze im Organismus mit Methylgruppen, ($Hg\text{-}CH_3$) verbinden. Methyliertes Quecksilber ist fettlöslich. Deshalb reichert es sich in den Myelinscheiden des Gehirns, des Rückenmarks und den Nervenscheiden an. Dadurch entstehen Ausfallserscheinungen in der Funktion des Gehirns und Rückenmarks und die Zeichen peripherer Polyneuropathie (Nervenschädigung) wie Zittern, Empfindungsstörungen und Lähmungen. Hinzu kommt, dass Methylquecksilber die Freisetzung freier Radikale (R.O.S.) in den Mitochondrien aller Zellen bewirkt, die durch zunehmenden oxydativen Stress und nitrosativen Stress zum Tod von Nervenzellen (Apoptose) führt.

Quecksilber wirkt auf das Immunsystem massiv störend ein, bewirkt die Freisetzung von Zytokinen (Zellbotenstoffen), welche chronische Entzündungsvorgänge anfachen und Allergien bewirken. Quecksilber löst Autoimmunkrankheiten aus[63], beschädigt die dopaminergen D2-Rezeptoren der Basalganglien des Gehirns, wodurch die Symptome der Parkinsonkrankheit entstehen. Quecksilber verursacht zudem allergische Krankheiten vom Typ IV, wie Nesselausschläge (Urticaria) und generalisierte Ekzeme (Neurodermitis). Hinzu kommt bei Kindern das Bild der Feerschen Krankheit (Akrodynie, Pink-disease) als Vollbild allergischer Reaktionen gegen das Quecksilber mit ausgeprägten psychischen und dermatologischen Symptomen.

Die Haaranalyse widerspiegelt die Quecksilberablagerung im Körpergewebe am besten. Schon bei Quecksilberkonzentrationen von 10–20 µg/g im Haar und 50 µg Quecksilber/Liter Blut kommt es zu geistiger und motorischer Retardierung (Entwicklungsstörung des Gehirns). Quecksilber steht im Verdacht, Autismus zu verursachen. Dabei ist die Quecksilberbelastung der Mutter (Amalgame) während der Schwangerschaft entscheidend. Ein Quecksilbergehalt von 10 µg/g Haar gilt als Risikofaktor für eine Entwicklungsstörung des Gehirns beim Kinde[64]. Methylquecksilber kann auch beim Embryo bereits Entwicklungsschäden verursachen[65]

Die Alzheimer-Demenz hat seit 1970 in den westlichen Industrieländern massiv zugenommen. Es bestehen starke Hinweise auf Zusammenhänge mit der Intoxikation der Bevölkerung durch Quecksilber und der Zunahme der Alzheimerkrankheit[66, 67].

Organische Zinnverbindungen und Neurodegeneration

Zinn, organisch gebunden, wirkt antibiotisch. Darum wird es zur Veredlung von Textilien verwendet, um den Schweissgeruch zu vermindern, der durch bakterielle Zersetzung entsteht. Besonders alle Sporttextilien werden so appretiert. Im Jahr 2000 kaufte Greenpeace von fast allen Sportartikelfirmen Sporttrikots und liess sie auf den Gehalt an Organozinnverbindungen untersuchen. In den PVC-Aufdrucken der Trikots fand man bis zu 10,2 mg Organozinnverbindungen pro kg Stoff. Dabei handelte es sich um Monobutylzinn, Dibutylzinn und Tributylzinn.

Organische Zinnverbindungen sind fettlöslich, so dass sie ungehindert durch die Blut-Hirnschranke ins Gehirn eindringen.

Wie Blei blockieren sie die Zellatmung in den Mitochondrien aller Zellen. Je mehr Kohlenstoffreste an ein Zinnatom gebunden sind, desto höher ist die Toxizität. Triphenyl-, Trimethyl- und Tributylzinn können bereits nach Hautkontakt schwere Vergiftungen hervorrufen[68]. Tributylzinn gehört zu den gefährlichsten und giftigsten Stoffen, die jemals vom Menschen künstlich hergestellt und in die Umwelt verbreitet wurden, so lautete eine gemeinsame Pressemeldung von WHO und Greenpeace im Jahr 2003.

Zinnvergiftungen äussern sich in Hyperaktivität, Schlaflosigkeit, Appetitlosigkeit, später in mentaler Konfusion (Verwirrung) und generalisierten Krämpfen. Trimethylzinn kann den Untergang der Hirnnervenzellen durch Apoptose auslösen. Trimethylzinn erzeugt ein Ödem (Wasseransammlung) im Hirn und Rückenmark. Dies zeigte sich im Jahr 1956 in Frankreich bei einer Massenvergiftung durch ein Antisepticum (Desinfektionsmittel) Namens „Salinon", bei der über 100 Menschen starben[69]. Tributylzinn ist schwer abbaubar. In Tierversuchen erzeugte es schon in ganz geringer Dosierung eine anhaltende, chronische Vergiftung mit Schäden in der Leber und den Gallengängen, im Immunsystem, mit akuten und chronischen Entzündungen der Bauchspeicheldrüse (Pankreatitis), mit Krebs und Missbildungen (teratogene Wirkung) und hormonartigen Wirkungen auf die Geschlechtsorgane und die sekundären Geschlechtsmerkmale[70].

Organozinnverbindungen setzen im Gehirn die Interleukine IL1-α, IL-6, TNF-α frei. Die Folge ist Entzündung und Degeneration, die besonders den Hippocampus angreift, der für das Gedächtnis und das Lernen entscheidend ist[71].

Bei Menschen mit organischen Zinnvergiftungen sind die Nerven-, die Glia- und die Endothelzellen gegen andere Chemikalien ungeschützt, so dass die Patienten zu den Giftwirkungen des Zinns hinzu an Unverträglichkeiten gegen eine Vielzahl von chemischen Gerüchen und Dämpfen leiden (Multi-Chemikalien-Sensitivität, MCS).

Organozinnverbindungen wurden in Farbanstrichen für Schiffsrümpfe verwendet, um zu verhindern, dass sich Algen und Muscheln anlagern. Diese sind so toxisch, dass es zu einem Massensterben von Fischen, Krebsen und Muscheln kam. Seit 2003 sind diese Farben endlich verboten.

Chlor und neurodegenerative Krankheiten

Gasförmiges Chlor ist von hoher Toxizität für das Gehirn und Nervensystem. Nichtsdestotrotz wird es in Reinigungs- und Desinfektionsmitteln in Haushalt und Drogeriemärkten noch immer frei verkauft. Javelle-Wasser ist eine wässrige Lösung aus Kalium- oder Natriumchlorit. Es wirkt stark oxydierend und ätzend. Javelle-Wasser sollte nicht mehr verwendet werden, denn es ist neurotoxisch[72]. Es wird vermutet, dass dies darauf beruht, dass Hypochlorite, wie sie auch in Schwimmbädern Verwendung finden, schon bei leichter Erwärmung in elementares Chlor, Chlorwasserstoff, Chlordioxid und Sauerstoff zerfallen.

Das elementare Chlorgas, das dem Schwimmbad und dem Reinigungsmittel den typischen Geruch verleiht, durchdringt ungehindert die Blut-Hirnschranke und entfaltet im Gehirn seine neurotoxische Wirkung. Dies zeigt sich an folgenden neurologischen Symptomen: allgemeine Überempfindlichkeit auf jegliche Chemikalien und deren Dämpfe (multi-chemical-sensitivity, MCS-Syndrom), übermässige Schmerzempfindlichkeit an Armen und Beinen (Hyperästhesie und Hyperpathie), bei gleichzeitig verminderter Berührungsempfindung an Armen und Beinen, Muskelschwäche, abgeschwächte Eigenreflexe, Melancholie und verminderte geistige und emotionale Belastbarkeit (Benton-Test). Besonders nimmt die Fähigkeit zur Konzentration und Aufmerksamkeit bei Belastung Schaden.

Diese Symptome zeigen, dass das Chlorgas sowohl das Gehirn (toxische Enzephalopathie) als auch die peripheren Nerven angreift (Polyneuropathie). Neuropsychologisch gesehen deutet dies auf eine Verminderung des „Arbeitsgedächtnisses" hin, der Fähigkeit zur kurzzeitigen Informationsverarbeitung. Diese ist die Folge einer Schädigung der präfrontalen Hirnrinde (Stirnlappen), des Hippocampus, des limbischen Systems und des Hirnstamms. In der Positronen-Emissions-Tomographie (PET) zeigten Teile der Grosshirnrinde einen verminderten Glucose-Umsatz. Hinzu kam, dass die betroffenen Patienten oft und frühzeitig an Herz-Kreislaufkrankheiten und an der Alzheimer-Demenz erkrankten und nicht älter als 45 und 50 Jahre alt wurden[73].

Die neurotoxische Wirkung flüchtiger organischer Kohlenwasserstoffe

Maler, Autolackierer und Automechaniker, Schreiner, aber auch Menschen, die in der Industrie arbeiten, sind diesen Farbbestandteilen und Lösungsmitteln besonders ausgesetzt.

Es wurde nachgewiesen, dass schon minimale Konzentrationen (im Mikrogrammbereich), wenn sie über Jahre einwirken, neurotoxische Schädigungen erzeugen, mit Konzentrationsschwäche, Erschöpfung und ständiger Übelkeit[73, 74, 75]. Der berufliche Umgang mit Gemischen von organischen Lösungsmitteln führte bei wesentlich tieferen Konzentrationen zu schweren neurotoxischen Schäden[76].

Bei den angegebenen MAK-Grenzwerten muss man beachten, dass dies politisch ausgehandelte Werte sind. Sie liegen teils um einen Faktor 1000 höher als die wissenschaftlich ermittelten Richtwerte. Bei Schadstoffgemischen müssen die einzelnen Richtwerte addiert werden, um deren Toxizität zu bestimmen[73].

Mit lösungsmittelhaltigen Lasuren und Holzschutzmitteln behandelte Gebäude können über lange Zeit Dämpfe der Lösungsmittel abgeben, die neurotoxisch sind. Erzeugen sie Krankheitssymptome (toxische Enzephalopathie), spricht man von einem „Sick-Building-Syndrome"[77]. Die Hintergrundbelastung der Bevölkerung durch Dämpfe von flüchtigen organischen Lösungsmitteln (VOC) beträgt 300 $\mu g/m^3$, während die Wirkschwelle bei chronischer Belastung mit 200–300 $\mu g/m^3$ deutlich tiefer liegt[78]. Viele weit verbreitete Allgemeinbeschwerden wie Müdigkeit, Kopfschmerzen, Schlafstörungen und Konzentrationsschwäche können ihre Ursache in dieser Hintergrundbelastung durch lösungsmittelhaltige Farben und Lasuren der Räume haben.

Pestizide und neurodegenerative Krankheiten

Epidemiologische Studien haben gezeigt, dass vor allem die Neurotoxizität der Organophosphatpestizide als Ursache chronischer neurodegenerativer Krankheiten von Bedeutung sind. Organophosphate wurden anfangs des 20. Jahrhunderts von Chemikern der Waffenindustrie als chemische Kampfstoffe entwickelt. Heute werden sie als Insektizide für die Landwirtschaft vermarktet und zwar unter den Namen Chlorpyriphos, Thiodicarb, Parathion, Fenamiphos, Azinphos-Methyl und Methamidophos. Die toxische

Grundsubstanz ist ein organischer Phosphorsäureester.

Diese Nervengifte bewirken folgende Symptome: Überempfindlichkeit der Haut auf Licht, Hautrötungen, Augenreizungen, akute Anfälle von Atemnot, Erstickungsanfälle besonders am Abend, Schwindel, Lähmungserscheinungen an Armen und Beinen, rheumaartige Muskelschmerzen (Myalgie), Wachstumsstörungen an den Nägeln der Finger und Füsse, Zittern, Hörschäden, Sehstörungen, Verlust der Bewegungskoordination (Ataxie), Nervenschmerzen, Taubheitsempfinden in den Beinen (periphere Neuropathie), Herzrhythmusstörungen, Schädigung des Gedächtnisses, besonders im Kurzzeit- und Arbeitsgedächtnis, Konzentrationsschwäche, Angstgefühle, Depression mit Selbstmordgefährdung, Wesensveränderung mit Verlust der Affekt- und Triebkontrolle und andauernder Gereiztheit. Dabei handelt es sich um schleichende Langzeitwirkungen, die zum fortschreitenden Zerfall der Lebenskräfte und der sozialen Beziehungen führen.

Hohe Belastungen entstanden in der Moselregion durch 8-mal jährliche Besprühung der Weinberge mit Organophosphatpestiziden durch Flugzeuge.

Die progrediente Neurodegeneration verschlimmert sich noch Jahre lang nach Beendigung der Exposition durch Organophosphat-Pestizide, sodass die Persönlichkeit weiterhin zerfällt. In der PET-Tomographie der Betroffenen zeigte sich die Störung besonders im präfrontalen Stirnlappen, der für das Abwägen der Vor- und Nachteile und zur Entscheidungsfindung wichtig ist, so im Gyrus frontalis inferior, der für die Gesamtpersönlichkeit und das moralische Verhalten und für die Antriebskoordination, das Kurzzeitgedächtnis und Problemlösungsstrategien wichtig ist. Zudem zeigten sich Schäden auch in der Sehrinde (Gyrus orbitalis). Die Veränderungen der Persönlichkeit führten in der Regel zu Rückzug und sozialer Isolation und zu Selbstmordneigung (Suizidalität)[79, 80].

Die Giftwirksame Gruppe der Moleküle der Organophosphate blockiert den Abbau des Acetylcholins, so dass sich dieser Neurotransmitter im Gehirn ansammelt. Dadurch bindet sich Acetylcholin an erregende Muscarinrezeptoren, und von da aus werden die Glutamat-Rezeptoren erregt, so dass eine allgemeine Übererregung im zentralen Nervensystem entsteht. Die Glutaminsäure aktiviert den N-Methyl-D-Aspartat Rezeptor (NMDA), der für Lernvorgänge wichtig ist. Doch löst dies pathologische Entzündungsvorgänge aus.

Die Muscarinrezeptoren kommen im Stirnlappen, im für die Merkfähigkeit wichtigen Hippocampus und in Stammganglien vor. Die übermässige Aktivierung auch dieser Rezeptoren fördert noch mehr die Entzündungsvorgänge. Eine dauerhafte Übererregung des NMDA-Rezeptors gilt als Hauptursache der Neurodegeneration durch Pestizide auf dem Weg der Zerstörung der Mitochondrien aller Zellen, der Lipid-Peroxydation der Zellmembranen und Myelinscheiden und des Untergangs von Nervenzellen durch Apoptose.

Weitere neurotoxische Schadstoffe finden im täglichen Leben und am Arbeitsplatz, sowie in Familiengärten Verwendung: Pestizide vom Typ der halbsynthetischen Pyrethroide, die in jeder Drogerie frei verkäuflich sind und die von den Anbietern für die Anwendung gegen „Ungeziefer" im Haushalt und Garten empfohlen werden. Sie haben ein hohes neurotoxisches Potential.

Weitere neurotoxische Schwermetalle finden sich in Batterien, Akkumulatoren, Farben, Schmuckgegenständen, Keramikglasuren, Elektronikgeräten und Baumaterialen, so besonders Cadmium, Blei, Thallium, Nickel, und Chrom. Oft werden diese nicht vorschriftsgemäss entsorgt.

Noch weitere neurotoxische Substanzen finden sich in Flammschutzmitteln, wie polybromiertem Diphenylether (PBDE) und Tetrabrom-Bisphenol A (TBBA). Man findet sie in Polstermöbeln, elektronischen Geräten, Teppichen und in Kuscheltieren für Kinder. Von da geraten sie langsam und stetig in den menschlichen Organismus und reichern sich in den lipidhaltigen Myelinscheiden des Gehirns an. Seit 1972 hat sich der Gehalt an toxischen bromierten Flammenschutzmitteln in der Muttermilch alle fünf Jahre verdoppelt.

Holzschutzmittel und neurodegenerative Krankheiten

Seit 1989 ist Pentachlorphenol (PCP) verboten, da es Krebs und neurodegenerative Krankheiten verursacht. In vielen älteren Gebäuden ist es aber nach wie vor vorhanden und gibt seine giftigen Dämpfe ab. In den Siebziger- und Achtzigerjahren war die Behandlung aller Fertighäuser mit PCP Vorschrift. Die neurotoxische Wirkung der neueren Ersatzstoffe für PCP, wie das Dichlorfluanid, ist noch nicht genügend untersucht worden. Langzeitwirkungen sind möglich.

Neurotoxische Medikamente und Neurodegeneration

Weit verbreitet ist die Verordnung der Neuroleptika vom Typ der Phenothiazine und Butyrophenone in der Psychiatrischen Klinik und Praxis. Sie lösen Parkinsonsymptome aus, indem sie die postsynaptischen Dopaminrezeptoren blockieren und dadurch die Dopaminwirkung in der Substantia nigra hemmen. Reserpin, als isoliertes Medikament oder in Rauwolfiapräparaten enthalten, senkt den Blutdruck und wirkt beruhigend. Es hemmt die präsynaptische Dopaminfreisetzung, so dass es ebenfalls Parkinsonsymptome auslösen kann.

Legale und verbotene Drogen und neurodegenerative Krankheiten

Cannabis

Cannabiswirkstoffe, darunter das Tetrahydrocannabinol (THC), aktivieren eine eigene Gruppe von Rezeptoren, vorwiegend in der Grosshirnrinde (CB 1 und CB 2). Die dadurch aktivierten Nervenzellen stehen mit vielen anderen in Verbindung die bei Cannabiswirkung verschiedene Neurotransmitter freisetzen, wie Acetylcholin, Noradrenalin, Dopamin, Serotonin und Glutamat.

Als *Primärwirkung* der Droge verstärken sich dadurch Sinneseindrücke und Empfindungen, ändert sich das Zeitgefühl, steigert sich das Wohlbefinden und Selbstwertgefühl, entstehen Entspannung und vermindertes Schmerzempfinden.

Die *Sekundärwirkungen (Entzugswirkungen)* sind: Halluzinationen, Angstgefühle, Lachanfälle, Schwindel, Wahrnehmungsstörungen, Wahnvorstellungen, Verfolgungsängste und Müdigkeit.

Die neurotoxischen Langzeitwirkungen von Cannabis sind: Gedächtnis- und Konzentrationsstörungen, Motivationsdefizite, Antriebsverlust, Erschöpfung und Trägheit, erhöhtes Risiko für Schizophrenie, psychotische Anfälle, Hirnschäden und Hirnschrumpfung, besonders beim Mandelkern (Nucleus amygdalae).

Amphetamine

Sie regen die Freisetzung von Monoamin-Neurotransmittern an, wie Serotonin, Noradrenalin und Dopamin. Gleichzeitig hemmen sie die Monoamin-Oxidase (MAO-Hemmung), so dass der Abbau der vermehrt erzeugten Neurotransmitter verzögert wird und zwar besonders im Bereich der Hirnstammganglien und des limbischen Systems, wo Gedächtnisinhalte mit Gefühlen verknüpft werden.

Die *Primärwirkungen* von Methamphetamin, Paramthoxiamphetamin (PMA) und anderen (Ecstacy) sind: Aufgeputscht sein, physische Leistungssteigerung, erhöhte Vigilanz (Wachheit), vermindertes Durst- und Hungergefühl, Enthemmung, Selbstüberschätzung.

Die *Sekundärwirkungen (Entzugserscheinungen)* sind: Schlaflosigkeit, Angst, Depression, Sprachstörungen, Halluzinationen, Wahnvorstellungen, Auslösung von Psychosen (Schizophrenie), Bluthochdruck, zu schneller Puls. Nach hohen Dosen: Krampfanfälle, Atemlähmung und Nierenversagen.

Die *neurotoxischen Langzeitwirkungen* sind: Erschöpfung, Schlafstörung, Abmagerung, Bluthochdruck, Verfolgungshalluzinationen (paranoid-halluzinatorische Störung), Lern- und Gedächtnisstörungen, Intelligenzverlust, Psychosen, Demenz, Degeneration von Serotonin- und Dopamin-exprimierenden Nerven im Hippocampus und limbischen System, erhöhtes Schlaganfallrisiko und Herzmuskelschäden (toxische Myopathie).

LSD (Lysergsäure-Diethylamid)

Diese Droge wirkt aktivierend an Serotonin-(5-HT)-Rezeptoren in verschiedenen Hirnbereichen, überwiegend im Hirnstamm, die mit dem limbischen System in Zusammenhang stehen.

Primärwirkungen dieser Droge sind: Halluzinationen in farbigen Phantasiebildern, erhöhte Sinneswahrnehmung, Reizüberflutung.

Die *Sekundärwirkungen (Entzugssymptomatik)* sind: Verlust der Kontrolle über Körper und Denken, gestörtes Raum-Zeit-Gefühl, Konzentrations- und Aufmerksamkeitsstörungen, Gleichgewichtsstörungen, Panik, Wahn.

Die *neurotoxischen Langzeitwirkungen* sind: Halluzinationen und Realitätsverlust. Das Potential psychischer Abhängigkeit ist mässig ausgeprägt und dasjenige physischer Abhängigkeit gering.

Heroin, Morphium, andere Opiate

Die Opiate setzen Endorphine frei.

Primärwirkung: Euphorie (unnatürliche Freude und übersteigertes Wohlbefinden) Sedation (Schläfrigkeit), stark vermindertes Schmerzempfinden, Abstumpfung, Enthemmung, Selbstüberschätzung, Verminderte Wahrnehmung (Stumpfheit gegenüber dem Schicksal anderer Menschen und sich selbst gegenüber), vermindertes Moralempfinden, Atemlähmung.

Sekundärwirkung (Entzugssymptomatik): erniedrigter Blutdruck, langsame Herzfrequenz (Bradykardie), Müdigkeit, Apathie, Übelkeit, Schwindel. Massive Schmerzüberempfindlichkeit, Schmerzen im ganzen Körper und den Gliedern.

Neurotoxische Langzeitwirkung: Depression, Stimmungsschwankungen, Schlafstörungen, Stimmungslabilität, Antriebsschwäche, optische Halluzinationen, Persönlichkeitsveränderung

Kokain

Primärwirkung: Unnatürliches Hochgefühl, gesteigertes Selbstvertrauen und geistige (Euphorie), gesteigerte geistige Aktivität von kurzer Dauer (etwas mehr als eine Stunde). Kritiklosigkeit in Entscheidungen und sich selbst gegen über, verminderte Wahrnehmung der Verantwortung, vermindertes Schuldempfinden, beschleunige Atmung, zu schneller Puls.

Sekundärwirkung (Entzugssymptome): Angst, Halluzinationen, Panik, Verfolgungswahn, Übelkeit, Depression, enormes Suchtpotential, Beschaffungskriminalität.

Neurotoxische Langzeitwirkung: Apathie, Orientierungslosigkeit, verminderte Urteilsfähigkeit, Erschöpfung, Benommenheit, Konzentrationsschwäche, vorzeitige Alterung des ganzen Organismus, verkürzte Lebenserwartung, stark vorzeitige Alterung des Gehirns (auf das Doppelte beschleunigte Hirnschrumpfung (Atrophie), besonders des präfrontalen Cortex und des Schläfenlappens, Gedächtnis- und Urteilsverlust, Demenz.

Nikotin

Nikotin stimuliert ebenfalls die Acetylcholinrezeptoren in vegetativen Zentren des Hirnstamms und des verlängerten Marks (Medulla oblongata), wo sich die Zentren für Blutdruck, Atmung und für das Herz befinden. Die Ganglien des Sympathicus und Parasympathikus (Vagus) werden in niedriger Dosis stimuliert, in höherer Dosis gehemmt, bis zur Rezeptorblockade. In der Phase der Stimulation werden in verschiedenen Hirnbereichen Neurotransmitter freigesetzt, darunter Dopamin, Adrenalin, Noradrenalin, Acetylcholin, Serotonin und β-Endorphin. Die Blockierung dieser Rezeptoren zeigt sich in der Sekundärwirkung. Bei hoher andauernder Nikotindosis (Kettenraucher) treten nur noch die Sekundärsymptome und die toxischen Symptome in Erscheinung.

Primärwirkung: kognitive Leistungsfähigkeit, Gedächtnis, Aufmerksamkeit, Hemmung von Angst, Stressempfinden, Schmerz, positive Gefühle.

Sekundärwirkung (Entzugssymptome): schneller Puls, Bluthochdruck, Nervosität, Unruhe, Ungeduld, Schlafstörungen, Gereiztheit, Konzentrationsstörung, verminderte Leistungsfähigkeit, verminderte Aufmerksamkeit, Schmerzempfindlichkeit, negative Gefühle.

Neurotoxische Langzeitwirkung. Sehr starke physische und psychische Abhängigkeit. Missempfindungen, Depression, toxische Wirkungen von Schwermetallen des Zigarettenrauchs.

Andere toxische Wirkungen: Arteriosklerose, Cerebralsklerose, Herzinfarkt, Hirnschlag, stark erhöhtes Krebsrisiko (Benzo-a-Pyren), Lungenemphysem.

Nikotin in der Schwangerschaft ist für das ungeborene Kind neurotoxisch. Rauchen in der Schwangerschaft führt zu einem 1,9-fachen Risiko für eine bedeutende spätere Verhaltensauffälligkeit, besonders ein ADHS-Syndrom (Attention-Deficit-Hyperactivity-Syndrome). Passivrauchexposition des Kindes nach der Geburt bewirkt eine 1,3-fache Erhöhung des Risikos für spätere Verhaltensauffälligkeiten des Kindes. Rauchen in der Schwangerschaft und Passivrauchexposition nach der Geburt verdoppelten dieses Risiko für das Kind.

Alkohol

Alkohol durchdringt wegen seiner Fettlöslichkeit die Blut-Hirnschranke, so dass die toxische Wirkung auf die Nervenzellen (Neurone), die Gliazellen und die Myelinscheiden im Vordergrund stehen. Er schädigt die Blut-Hirnschranke direkt und stark, so dass das Gehirn auf andere Giftstoffe anfälliger wird.

Primärwirkung: Enthemmung, Redseligkeit, Stimmungseuphorie, Verminderung des Denkvermögens und der Urteilsfähigkeit, Triebenthemmung, Schläfrigkeit oder aggressives Verhalten, Distanzlosigkeit, Lähmungen, Sprach- und Gleichgewichtsstörungen, unklare Wahrnehmung, Verlust der Urteilsfähigkeit, Bewusstseinstrübung bis zum Koma.

Sekundärwirkung (Entzugssymptome): Schwindel, Erbrechen, Kopfschmerzen, verlangsamtes Reaktionsvermögen, Sprach-, Gleichgewichts- und Koordinationsstörung, Tremor, Delirium tremens, Lähmungen, Unvermögen klar zu denken, trübe Gedanken, depressive, gereizte Stimmung.

Neurotoxische Langzeitwirkung: Verlust geistiger Fähigkeiten, verminderte Urteilsfähigkeit, äthylische Demenz, Persönlichkeitsveränderung, Polyneuropathie mit Vitamin B_1 und Zinkmangel (Empfindungsstörungen, Schmerzen), Beziehungsverlust, Paranoia (Verfolgungsideen, Verfolgungswahn), Persönlichkeitszerfall, sozialer Abstieg.

Andere toxische Wirkungen: schwere Leberschädigung, Leberzirrhose, Pankreatitis und Pankreaskrebs, erhöhtes Risiko für kardiovaskuläre Krankheiten, Herzinfarkt und Hirnschlag, Chronische atrophische Gastritis (Magenentzündung) mit Vitamin B_{12}-Mangel, Anämie und Degeneration der sensiblen Bahnen des Rückenmarks.

Alkoholkonsum in der Schwangerschaft
Eine Analyse mehrerer Studien ergab signifikante Zusammenhänge zwischen mässigem Alkoholkonsum der Mutter in der Schwangerschaft und der Entwicklung eines ADHS-Syndroms beim Kind, dies schon ab einem Glas Wein pro Woche[81]. Schon bei sehr geringer Alkoholdosis in der Schwangerschaft entsteht beim Kinde das fetale Alkoholsyndrom mit ausgeprägter geistiger Behinderung.

Koffein

Die Neurone (Hirnzellen) haben Rezeptoren für Adenosin. Bei Reizüberflutung, Überlastung ihrer Funktion, produzieren sie Adenosin, welches an ihre Rezeptoren bindet. Dadurch wird der Eingang von Reizen durch die Neuriten reduziert, was sich in geistiger Müdigkeit, und Verlangsamung des Denkens und der Konzentrationsfähigkeit bemerkbar macht.

Koffein bindet an die Adenosinrezeptoren der Neurone des Gehirns und verdrängt das Adenosin. Dadurch wird die schützende, natürliche Blockade zur Erholung der Hirnzellen sabotiert und das Denkvermögen und die Vigilanz (Wachheit) sind für 1–2 Stunden wiederhergestellt.

Ständig wiederholter Koffeinkonsum aus Kaffee oder „Energydrinks" trägt zur chronischen Erschöpfung und zu degenerativen Veränderungen der Neurone bei. Koffein aktiviert die Stresshormonachse, so dass Adrenalin und Cortisol vermehrt ausgeschüttet werden. Dies bewirkt eine vermehrte Bildung von Zytokinen und Entzündungsbereitschaft, auch im zentralen Nervensystem.

Primärwirkung: Wiederherstellung der Vigilanz (Wachheit) und klaren Denkens, Aufhellung der Stimmung, rasche Pulsfrequenz, Blutdruckerhöhung.

Sekundärwirkung (Entzugssymptome): verstärkte Erschöpfung, Verminderung aller geistigen Leistungen, Schläfrigkeit am Tag, Schlafstörung nachts, Gereiztheit, Unruhe, Schlaflosigkeit, Kopfschmerzen, Magenübersäuerung, gestörte Magen- und Darmperistaltik. Die verminderte geistige Leistungsfähigkeit als Sekundärwirkung nach auch nur einer Tasse Kaffee, ist in psychologischen Leistungstests bis zu einer Woche danach nachweisbar.

Die neurotoxische Langzeitwirkung: nervöse geistige Erschöpfung, Kopfschmerzen und Migräne. Durch die Umgehung der natürlichen Schutzwirkung der Neurone ist zu erwarten, dass Koffein einen bedeutenden Beitrag als Ursache neurodegenerativer Krankheiten leistet. Dies ist wissenschaftlich noch zu wenig untersucht worden.

Andere toxische Langzeitwirkungen durch regelmässigen Kaffeekonsum: Migräneanfälle, Bluthochdruck, Erhöhung des Risikos für kardiovaskuläre Krankheiten, Herzinfarkt, Hirnschlag, Sodbrennen durch Refluxkrankheit, Magen- und Zwölffingerdarmgeschwüre, Magenkrebs, erhöhtes Risiko für viele Krebsarten durch krebserregende Inhaltsstoffe des Kaffees (nicht durch das Nikotin).

Zum Phänomen der Primär- und Sekundärwirkungen und der Gefahr medikamentöser Polypragmasie

Primärwirkungen entstehen durch erstmaliges Einwirken des Medikamentes bzw. der Droge. Nach der für jede Droge unterschiedlichen Wirkdauer, kommt es durch die Gegenregulation des Organismus zur Sekundärwirkung, die in der Regel unerwünscht ist. Dieses Phänomen wird allgemein, auch bei der Verordnung von Medikamenten zu wenig beachtet, so dass oft Sekundärwirkungen als neues Krankheitssymptom aufgefasst werden und gegen dieses ein weiteres Medikament verschrieben wird. Die unerwünschten Nebenwirkungen von Medikamenten sind in der Regel Sekundärwirkungen. Bei mehr als zwei Drogen bzw. Medikamenten sind die Wechselwirkungen zwischen den Medikamenten (Interaktionen) nicht mehr erfassbar. Somit ist nicht mehr voraussehbar, was im Körper geschieht.

Unerwünschte neurotoxische Nebenwirkungen verschriebener Medikamente sind häufig. Sie sind in Arzneimittelkompendien und Dateien, sowie in den Beipackzetteln in der Regel sehr gut erfasst und beschrieben. Um neurodegenerativen Krankheiten vorzubeugen lohnt es sich für den verschreibenden Arzt, wie für den Patienten selbst, die Angaben der unerwünschten neurotoxischen Wirkungen zu beachten.

Die Kombinationswirkung neurotoxischer Schadstoffe

Die Belastungen durch Schwermetalle, Formaldehyd, Dioxine, Pestizide, Lösungsmittel, Drogen (auch Alkohol, Nikotin und Koffein) addieren sich in ihrer Wirkung, so dass das Einhalten von Grenzwerten für einzelne Stoffe bei Kombinationswirkung viel tiefer angesetzt werden müsste, als dies derzeit der Fall ist.

Vitamine, Spurenelemente und neurodegenerative Krankheiten

Die Vitamine A, C, E wirken im Stoffwechsel als Antioxidantien. Die Vitamine A, D, E und K sind fettlöslich. Bei massiver Überdosierung über längere Zeit können sie neurotoxisch wirken. Bei Mangel an Vitamin B_6 und Zink können Neurotransmitter nicht genügend gebildet werden. Eine chronische Pestizidbelastung führt zu Vitamin B_6- und Zinkmangel.

Ein niedriger Blutspiegel der reduzierten Form der Folsäure (5 methyl Tetrahydrofolsäure) ist mit Depressionen assoziiert[82]. Bei Vitamin-C-Mangel kann die Folsäure nur in ungenügender Menge in ihre reduzierte Form (5-MTHF) verwandelt werden. Diese reduzierte Form (5-MTHF) ist aber notwendig, damit Homocystein im Zusammenwirken mit Vitamin B_{12} in Methionin umgewandelt werden kann, um anschliessend S-Adenyl-Methionin zu bilden. Dieses ist notwendig, damit die Monoamin-Neurotransmitter gebildet werden können. Zudem wird die reduzierte Folsäure (5-MTHF) zur Synthese des Adrenalins aus Noradrenalin in der Nebenniere benötigt.

Bei Folsäuremangel ist der Stoffwechsel des Nervensystems überempfindlich auf oxydativen Stress. Hierauf weist ein erhöhter Homocysteinspiegel im Blut hin. Dabei besteht ein Mangel an natürlichen Antioxidantien, ein Mangel an Vitamin C, Glutathion und NADH (Nicotinamid-Adenin-Dinukleotid-Wasserstoff). Dementsprechend haben sich zur Behandlung depressiver Menschen Infusionen mit Glutathion, Vitamin C, Folsäure und Vitamin B_{12} bewährt. Ein hoher Homocysteinspiegel, verbunden mit einer niedrigen Konzentration an B-Vitaminen (Folsäure, Vitamin B_{12}, Vitamin B_6) gilt als Risikofaktor für die Alzheimerkrankheit und für vaskuläre Demenz (Demenz wegen Arteriosklerose und Gefässverschlüssen)[83]. Somit gilt auch ein hoher Homocysteinspiegel als prognostischer Marker für ein hohes Risiko für die Entwicklung einer Demenz. Bei 65-Jährigen findet man ihn oft, zusammen mit Mangel an Folsäure und an den Vitaminen B_6 und B_{12}. Diese Konstellation gilt als Vorstadium der Alzheimerkrankheit. Sie ist gleichzeitig der Ausdruck eines oxydativen Stresses durch Fehlernährung, unnatürliche Lebensweise, Schlafmangel, chronischen Entzündungen wie Diabetes, rheumatische Entzündungen, Autoimmunentzündungen und ungünstige Umwelteinflüsse wie Toxin- und Strahlenbelastung, Depression und Alzheimerkrankheit.

Vitamin-D Mangel ist heute weit verbreitet. Nur durch das UV-B-Spektrum des Sonnenlichtes, bei direkter Einstrahlung auf die Haut wird es in seiner aktiven Form in genügender Menge gebildet. Im Darm wird es nur in geringer Menge resorbiert. In den Niederungen unter 1200 m.ü.M. enthält das Sonnenlicht nur in den Sommermonaten das UV-B-Spektrum, da dieses bei flacher Einstrahlung auf die Erdoberfläche in den Dunstschichten absorbiert wird. Sonnenschutzcremen, auch diejenigen mit ganz geringem Schutzfaktor halten genau dieses Sonnenlichtspektrum ab. Darum ist eine möglichst häufige Sonnenbestrahlung mit bedecktem Kopf von 20 Minuten Dauer, aber ohne Sonnenschutzcreme, auf jeder

Körperseite in den Sommermonaten ganz wichtig, um eine möglichst hohe Menge an Vitamin D in der Leber zu speichern, als Vorrat für die Wintermonate.

Vitamin D-Substitution reduziert die Ablagerung von β-Amyloid im Zwischenzellgewebe des Gehirns und schützt dadurch vor der Alzheimerkrankheit[84]. Eine zunehmende Anzahl epidemiologischer Studien weisen darauf hin, dass ein Vitamin-D-Mangel mit einer grossen Anzahl verschiedener neuropsychiatrischer und neurodegenerativer Krankheiten assoziiert ist[85], so auch mit Multipler Sklerose[86, 87].

Die Vielfältigkeit der Ursachen der neurodegenerativen Krankheiten

Wir haben gesehen, dass die neurodegenerativen Krankheiten vielfältige Ursachen haben. Nur bei wenigen seltenen Formen ist die Vererbung wichtig. Bei den meisten, besonders den heute sehr häufig gewordenen neurodegenerativen Krankheiten, wie der Multiplen Sklerose, der Parkinson-Krankheit, der Alzheimerkrankheit und der amyotrophischen Lateralsklerose, sind sich die Experten nicht einig, da diese Krankheiten immer durch mehrere Ursachen entstehen und jeder Forscher meistens sich vor allem mit einer davon befasst hat. Für die Bedeutung der allgemein verbreiteten Fehlernährung, das heisst einer industriell verkünstelten Nahrung mit viel Zucker, Weissmehl, tierischem Fett und Eiweiss, Mangel an mehrfach ungesättigten Fettsäuren und an vegetabiler Frischkost, Alkohol, Kaffee und anderen Reizmitteln und Toxine für die neurodegenerativen Krankheiten sind in den letzten Jahren immer mehr wissenschaftliche Beweise entstanden. Mit Sicherheit wird aber ihre Bedeutung derzeit noch massiv unterschätzt. Die ursächliche Bedeutung vieler Neurotoxine ist derzeit schon sehr gut erforscht, diejenige der Strahlungsbelastungen wird in den nächsten Jahren von sich reden machen. Die Bedeutung einer geordneten, den biologischen Bedingungen menschlichen Lebens angepassten Lebensweise und geordneten Schlafverhaltens wird ebenfalls noch massiv unterschätzt, auch wenn die Wirkung von Stress, Mobbing und anderen seelischen Traumen als Ursachenfaktoren für neurodegenerative Krankheiten neuropsychiatrisch bereits sehr gut erforscht ist.

Bei einer multifaktoriellen Ursache derart schwerwiegender Krankheiten ist der einzige mögliche Weg zur Verhütung und – soweit dies noch möglich – zur Heilung, dass man alle Ursachenfaktoren, deren Beeinflussung möglich ist, in den Therapieplan mit einbezieht. Dieses Buch basiert auf dieser Erkenntnis und auf einer jahrzehntelangen Erfahrung in einer äusserst erfolgreichen Verhütung und Therapie der neurodegenerativen Krankheiten, der Alzheimer- und vaskulären Demenz, der Multiplen Sklerose und einer effizienten Verhütung anderer neurodegenerativer Krankheiten.

Der Formenkreis der neurodegenerativen Krankheiten

Zur Übersicht sind hier alle bekannten neurodegenerativen Krankheiten systematisch aufgeführt. Bei den meisten dieser Leiden handelt es sich um seltene Erbkrankheiten. Im Rahmen dieses Buches beschränken wir uns auf die Alzheimerkrankheit, die vaskuläre Demenz und die LEWY-Körperchendemenz, bei denen die Vererbung keine bzw. eine untergeordnete Rolle spielt. Auch bei genetisch bedingten neurodegenerativen Krankheiten, kann durch die therapeutischen Massnahmen, die in diesem Buch beschrieben sind, der Verlauf und das Befinden der Patienten günstig beeinflusst werden. Die Verhütung und Therapie der Multiplen Sklerose, der Parkinsonkrankheit, der amyotrophischen Lateralsklerose, des Guillain-Barré-Syndroms werden im Bircher-Benner-Handbuch Nr. 1: „Multiple Sklerose, Morbus Parkinson und andere neurodegenerative Krankheiten" beschrieben.

Systematik der neurodegenerativen Krankheiten

Krankheiten durch zerstörende degenerative Eiweisse (TAU-Proteine):
- Die Alzheimerkrankheit (AD)
- Die progressive supranukleäre Blicklähmung (PSP)
- Die kortikobasale Degeneration (CBD)
- Die Silberkornkrankheit (AGD)
- Die frontotemporale Demenz, Parkinsonismus des Chromosoms 17 (FTDP17)
- Die Picksche Krankheit

Synucleinopathien:
- Der Morbus Parkinson (PD)
- Die LEWY-Körperchen-Demenz (LBD)
- Die Multisystematrophie (MSA)

TDP-34 Proteinopathien:
- Die Frontotemporallappen-Degeneration mit TDP 34

FUS-Pathien:
- Frontotemporallappendegeneration mit FUS (FTDL-FUS)
- Neuronal intermediate filament inclusion disease (NIFID)
- Basophilic inclusion body disease (BIBD)

Trinukleotiderkrankungen:
- Die Chorea Huntington (HD)
- Die Synobulbäre Muskelatrophie Typ Kennedy (SBMA)
- Die Friedreichsche Ataxie (FA)
- Die Spinozerebelläre Ataxie (SCA)
- Die Dentatorubro-Pallidoluysische Atrophie (DRPLA)

Prionenerkrankungen:
- Die Creutzfeld-Jakob-Krankheit
- Das Gerstmann-Sträussler-Scheinker-Syndrom
- Die tödliche familiäre Schlaflosigkeit
- Die Kuru-Krankheit

Erkrankungen der motorischen Neurone:
- Die Amyotrophische Lateralsklerose (ALS)
- Die primäre Lateralsklerose
- Die spinale Muskelatrophie (SMA)

Neuroaxonale Dystrophien:
- Die infantile neuroaxonale Dystrophie Scheitelberger
- Die Neurodegeneration mit Eisenablagerung im Gehirn (NBIA)

Unklassifizierbare neurodegenerative Krankheiten:
- Die Frontotemporallappendegeneration mit Ubiqutin-Proteasen-System (FTLD-UPS)
- Die familiäre Enzephalopathie mit Neuroserpin-Einschlüssen
- Das CANVAS (Cerebellar ataxia neuropathy, vestibular areflexia syndrom)

Die Multiple Sklerose

Die Parkinsonsche Krankheit

Die amyotrophische Lateralsklerose

Das Guillain-Barré-Syndrom

Periphere Neuropathien

Die Demenz

Die Demenzkrankheiten erzeugen unsägliches Leid. Demenz beginnt mit allmählichem Verlust der Merkfähigkeit des Kurzzeitgedächtnisses. Dann verschlechtern sich die Klarheit des Denkens, Sprache und Motorik. Dann leidet auch das Langzeitgedächtnis, so dass frühere Erinnerungen verloren gehen und damit die im Leben erworbenen Fähigkeiten. Die Patienten werden von immensen Ängsten ergriffen, von Verlorenheit und Isolation und tiefem Misstrauen in die Menschen, die Umgebung. Die Fähigkeit zur Orientierung in Raum und Zeit geht verloren, bis selbst vertrauteste Personen nicht mehr erkannt werden. Dabei wird das Bewusstsein nicht getrübt, so dass die Patienten von der vollen Wahrnehmung dieser ganzen Tragik nicht verschont bleiben.

Die Diagnose der Demenz

Damit die Diagnose gestellt werden kann, muss zum Gedächtnisverlust noch mindestens eine der folgenden Störungen hinzukommen: Sprachstörung (Aphasie), ein Verlust der Fähigkeit gewisse Bewegungen korrekt auszuführen (Apraxie), ein Verlust der Fähigkeit, gewisse Gegenstände zu erkennen (Agnosie) oder ein Verlust der Fähigkeit, Handlungen richtig zu planen und zu organisieren und eine Reihenfolge einzuhalten (dysexekutives Syndrom).

Demenzformen

Die Neuropsychiatrie unterscheidet zahlreiche Formen der Demenz, je nach deren Ursache. Alle häufigen Formen sind nicht vererbt, sondern durch degenerative Erkrankung verursacht.

Mit etwa 60 % ist die Alzheimerdemenz die weitaus häufigste Form. Zur Übersicht werden hier auch die seltenen Formen aufgeführt:

Degenerative Demenzformen:
- Der Morbus Alzheimer
- Die frontotemporale Demenz
- Die LEWY-Körperchen-Demenz

Die vaskuläre Demenz (VAD)
Sie entsteht durch Veränderungen in den Gefässen des Gehirns durch verschiedene Ursachen:

Das Multiinfarktsyndrom:
Es entsteht durch einen oder mehrere Gefässverschlüsse durch Arteriosklerose oder in die Hirngefässe geschleuderte Blutgerinnsel (Embolien).

Strategische Insulte:
Sie entstehen durch Gefässverschlüsse kleinen Ausmasses, aber an kritischen Stellen, welche die geistigen Fähigkeiten besonders beeinträchtigen.

Mikroangiopathische Läsionen:
Sie entstehen durch fortschreitende Arteriosklerose in kleinen Hirngefässen.

Mikrogefässveränderungen:
Sie entstehen bei ausgedehntem Verlust von Kapillargefässen des Gehirns und bei Schädigungen der Blut-Hirnschranke.

Genetisch vererbte vaskuläre Demenzformen:
CADASIL-Erkrankung, HERNS-Syndrom, Familiäre englische, holländische oder isländische Demenzformen mit Einlagerung degenerativer Eiweisse (Amyoloidose).

Demenzformen als Folge anderer Allgemeinerkrankungen
- Demenz im Spätstadium der Parkinsonkrankheit
- Demenz durch Gehirnentzündungen bei AIDS (HIV)
- Demenz durch Epilepsie
- Demenz durch die erbliche hepatolentikuläre Degeneration (Morbus Wilson)
- Demenz durch Kalkeinlagerungen bei zu hohem Calciumspiegel über längere Zeit (Hypercalcämie)
- Demenz durch anhaltende Schilddrüsenunterfunktion (Hypothyreose)
- Demenz durch Vergiftungen (Intoxikationen)
- Demenz im Spätstadium der Multiplen Sklerose
- Demenz bei Panarteriitis nodosa (autoallergische Arterienentzündung)
- Demenz im Spätstadium des systemischen Lupus erythematodes
- Demenz durch Niacin- oder Vitamin-B_{12}-Mangel
- Demenz durch Lipidstoffwechselstörungen
- Demenz durch die Pick-Krankheit
- Demenz durch die Creuzfeld-Jakob-Krankheit
- Demenz im Spätstadium bei vererbter Chorea Huntington

Demenz wird immer häufiger

Seit 1997 wurde vorerst in den USA klar, dass die Demenz unter älteren Menschen immer häufiger wird. Hinzu kommt, dass bei ca. jedem zweiten älteren Menschen die Diagnose gar nicht gestellt wird[88].
Laut Welt-Alzheimerbericht von 2015 sollen weltweit 46,8 Millionen Menschen an Demenz leiden. Für das Jahr 2030 rechnet man mit 74,1 Millionen[89].
Nach einer Berliner Studie erkrankten in Deutschland 1,2 % der 60–70-jährigen, 2,7 % der 70–74-jährigen, 6 % der 75–79-jährigen, 13,3 % der 80–83-jährigen, 23,9 % der 85–89-jährigen und 34,6 % der über 90-jährigen Menschen an Demenz. Allein für Deutschland errechnete man, dass im Jahr 2050 3 Millionen Menschen an Demenz leiden werden[90].
Vererbte Formen sind selten. Die starke, ständige Zunahme der Demenz betrifft die Formen der Demenz, welche durch neuro- und andere degenerative Krankheiten entstehen.

Offiziell anerkannte Risikofaktoren der Demenz

Durch symptomatische Therapien und Eingriffe, besonders in der Kardiologie und Herzchirurgie, werden in den Industrieländern die Menschen etwas älter als früher[91]. Dass das Alter der grösste Risikofaktor der Demenz sei, wird von einigen Autoren und Wissenschaftlern nicht mehr als selbstverständlich angenommen. Oft wird angeführt, dass zwar in den Industrieländern eine Korrelation zwischen hohem Lebensalter und dem Entstehen einer Demenz wohl zu beobachten sei. Doch lässt dies keinen Rückschluss auf das Alter als wichtigste Ursache für das Entstehen einer Demenz zu. Als Gegenargument werden immer wieder die hochbetagten Japaner der Insel Okinawa angeführt, bei denen keine Kausalität des hohen Lebensalters für eine Demenz nachgewiesen werden kann.

Anerkannt ist dagegen, dass mehr Frauen betroffen sind, da sie eine höhere Lebenserwartung haben.

Bei langanhaltender Depression bildet sich der Hippocampus zurück und entsteht öfter eine Demenz. Aber eine Depression kann auch ein Frühsymptom einer beginnenden Demenz sein und dem Gedächtnisverlust längere Zeit vorausgehen. Besonders diejenigen Menschen, die früh im Leben an Demenz erkranken, sind oft depressiv. Oft ist die Beeinträchtigung geistiger Fähigkeiten bei Psychosen und Depressionen schwierig von einer Demenz abzugrenzen, so dass die Gefahr einer Fehldiagnose besteht. Weitere anerkannte Risikofaktoren sind all diejenigen, welche für die Herz-Kreislaufkrankheiten gelten, wie das metabolische Syndrom mit Übergewicht, Diabetes, Fettstoffwechselstörung, Bewegungsarmut, Rauchen, aber auch eine Niereninsuffizienz und ein erhöhter Homocysteinspiegel im Blut als Zeichen oxydativen Stresses. Werden diese Risikofaktoren wirksam bekämpft vermindert sich die Gefahr, an Demenz zu erkranken deutlich[92, 93, 94, 95, 96, 97]. In einer Langzeitstudie über 4 Jahre mit 4425 über 65-jährigen Japanern wurde gezeigt, dass das Risiko an Demenz zu erkranken um das 1,85-fache höher war, wenn 13 oder mehr Zähne ersatzlos fehlten[98]. Menschen, die nicht gut kauen können wählen ihre Nahrung anders aus. Zudem ist die Vorverdauung durch Mund und Speichel stark beeinträchtigt.

Die Symptomatik der Demenz

Leitsymptom der Demenz ist der allmähliche Verlust des Kurzzeitgedächtnisses. Besonders diejenigen Menschen, die in ihrem Leben viele soziale Kontakte pflegten, können dies im oberflächlichen Kontakt oft über längere Zeit gut überspielen. Später kommt eine tiefgreifende Wesensveränderung hinzu. Interessen gehen verloren, man mag nicht mehr viel unternehmen, wird reizbar und niedergeschlagen, fühlt sich von Alltäglichem überfordert, was früher keine Mühe bereitete. Geplagt von Misstrauen sich selbst und anderen gegenüber, gerät man nach und nach in tiefe innere Einsamkeit und Isolation. Bald erkennen Angehörige und Freunde diese Wesensveränderung und Tragik, und sie bemerken, dass Handlungen oder Aussagen sinnlos wiederholt werden oder dass auffallende, unsinnige Handlungen vollzogen werden. Das Rechnen wird unmöglich, Wörter können nicht mehr gefunden werden und es wird immer schwieriger, sich im Alltäglichen und örtlich zu orientieren, so dass kleinste Veränderungen der gewohnten Umgebung, wie etwa eine Baustelle, dazu führen, dass die Patienten den Heimweg nicht mehr finden können und sich verlaufen. Quälend werden Misstrauen und Ängste. Hinzu kommen immense Erschöpfung und Apathie. Im späten Stadium geraten die Patienten in totale Isolation, da sie ihre engsten Angehörigen nicht einmal mehr erkennen können. Sie werden völlig unruhig oder apathisch, bettlägerig und inkontinent. Die Demenz ist selbst keine Todesursache, aber sie begünstigt Krankheiten, an denen die Patienten schliesslich sterben.

Meistens leiden die Patienten auch an Bewegungsstörungen, wie einer parkinsonschen Schüttellähmung. Sie werden zunehmend steif am ganzen Körper. Ihr Gang wird kleinschrittig, schlurfend und breitbeinig. Die Haltereflexe sind gestört, so dass sie gefährdet sind, zu stürzen.

Demenzkranke verlieren ihre Eigeninitiative. Leicht fühlen sie sich herumkommandiert, da sie die Hilfeleistungen der Angehörigen nicht mehr im Kontext der aktuellen Situation verstehen können. Sie vernachlässigen ihre früheren Hobbys, ihre Körperpflege und das Aufräumen ihrer Wohnung. Dann sind sie nicht mehr in der Lage, sich genügend zu ernähren, verlieren Appetit und Hungergefühl und vergessen schliesslich, die Nahrung zu kauen und herunterzuschlucken. Dadurch magern sie ab (Marasmus) und werden schwach und anfällig für Infektionen und andere innere Krankheiten.

Der Tag-Nacht-Rhythmus kommt völlig durcheinander, was für die Pflegenden sehr schwierig werden kann.

Oft leiden die Patienten auch an Essstörungen. ⅔ unter ihnen essen Unessbares, werden sehr gereizt, labil und aggressiv. Jeder Zweite leidet an massiven Schlafstörungen, Depression, Angst und Wahnideen. Jeder vierte Demenzkranke leidet an massiver Enthemmung und Halluzinationen oder jeder siebte an unnatürlich überhöhter Stimmung (Euphorie)[99].

Psychotische Symptome wie Halluzinationen und Wahnideen können bei allen Demenzformen auftreten, besonders aber beim Parkinsonsyndrom und der LEWY-Body-Demenz. Besonders typisch sind optische Halluzinationen. Sie sehen im Zwielicht nicht anwesende Personen und sprechen ängstlich mit ihnen, auch wenn sie anfangs manchmal noch wissen, dass diese nicht anwesend sind. Später sehen sie Muster an den Wänden, Tiere oder Fabelwesen oder Staubfussel. Später erleben sie in panischer Angst szenische Halluzinationen, wie zum Beispiel Entführungen, bis hin zum Delirium. Nur allzu verständlich ist, dass sie in solchen Wahnzuständen zu Menschen, die sich ihnen nähern, um sie zu pflegen, oder zu ihren Angehörigen, sehr aggressiv werden können.

Wer an beginnender Demenz leidet, verliert sein Ansehen in der Gesellschaft. Dies führt zu grossem seelischem Schmerz, Isolation und Angst. Rasch wird man zu den „Abgeschriebenen, Wertlosen und Pflegebedürftigen" gesellt und von manchen unvernünftigen Menschen als „Belastung für die Allgemeinheit" bezeichnet[100, 101].

Die Diagnostik der Demenz

Die Diagnostik ist nicht einfach. Die Demenz muss von vorübergehenden Beeinträchtigungen der Merk- und Denkfähigkeit abgegrenzt werden. Ganz wichtig sind Angaben der Patienten selbst und ihrer Angehörigen. Die Angabe des Patienten über seine zunehmende Vergesslichkeit gilt als sehr verlässlicher Hinweis zur Früherfassung einer beginnenden Demenz[102]. An Laboruntersuchungen helfen die Blutspiegel von homocystein, Folsäure, Vitamin B_{12} und Nüchternblutzucker weiter, sowie die Nieren- und Leberwerte, Elektrolyte und die Schilddrüsenhormone. Ein Elektroenzephalogramm (EEG) und eine Kernspintomographie (MR) sind notwendig zur Klärung der Ursache. Mit einfachen psychometrischen Tests kann das Ausmass der Gedächtnisstörung überprüft werden (MMSE-Test, Uhrentest, DEM-Test).

Eine Demenz muss von einer Syphilis, von den Folgen einer Depression, von Deprivationserscheinungen im Altersheim, von Delirien, Psychosen, von einem einfachen Mutismus, einem Vermeidungsverhalten oder einer Aphasie (Sprachverlust) unterschieden werden, damit die richtige Therapie eingeleitet werden kann.

Die diagnostischen Möglichkeiten konnten in letzter Zeit stark verbessert werden. So ist es möglich geworden, die Alzheimerkrankheit bereits in frühem Stadium leichter geistiger Beeinträchtigung (LKB-Stadium) zu erfassen. Neuroradiologisch kann heute bereits eine leichte Rückbildung (Atrophie) des mittleren Schläfenlappens oder des Hippocampus erkannt werden. Eine Erhöhung der τ- und β-Amyloide kann in der Hirnflüssigkeit gemessen werden. Mittels der Positronen-Emissions-Tomographie (PET) kann in degenerierenden Hirnarealen eine verminderte Glucoseaufnahme erkannt werden. So lässt sich eine Alzheimerkrankheit z.B. von einer Pick-Krankheit (frontotemporale Demenz) oder einer chronischen Depression unterscheiden. Im PET-CT können zudem Amyloidablagerungen im Gehirn sichtbar gemacht werden. Mit einem in jeder Arztpraxis anwendbaren klinischen Score kann ohne technische Hilfsmittel frühzeitig ein beginnender Morbus Alzheimer mit 80 %iger Sicherheit voraus erkannt werden[103]. Durch eine PET-CT mit L-Dopa und eine Jod-123-IBZM-Szintigraphie können Demenzformen bei Morbus Parkinson, eine Multisystematrophie (MSA), ein essentieller Tremor oder eine progressive supranukleäre Blickparese frühzeitig erfasst und voneinander unterschieden werden.

Hinweise zur Betreuung und Pflege demenzkranker Menschen

Die Gefahr des Verlustes geistiger Fähigkeiten und drohender Unselbständigkeit ist eine enorme Bedrohung. Es droht ein empfindlicher Verlust an Achtung und Halt in der Gesellschaft. Nur zu verständlich ist, dass man mit allen Mitteln versucht, die neu auftretenden Schwächen zu verdecken. Nimmt man als Angehöriger die Veränderung wahr, so darf man auf keinen Fall selbst urteilen. Zuerst muss man liebevoll versuchen, den Betroffenen zu einer sorgsamen diagnostischen Klärung zu bewegen und ihn dabei begleiten. Oft ist dies auf Anhieb nicht möglich und braucht Zeit. Auch vor zu schnellen Urteilen auf Grund bildgebender Verfahren, sogar nach PET-CT, muss aus unserer Erfahrung gewarnt werden.

Oft hat es sich gelohnt, diese Zeit bis zur vollständigen diagnostischen Klärung für die Abklärung aller möglichen Ursachen und die Einleitung einer intensiven diätetischen Therapie, Entgiftung und antioxydativen Infusionstherapie zu nutzen. Unserer Erfahrung nach hat sich auf diese Weise manche etwas vorschnelle Diagnose aufgelöst und nachfolgende Magnetresonanztomographien waren wieder normal. Aber diese Klärung und Ausschaltung möglicher Ursachen und diese Therapie muss sofort einsetzen. Es darf keine Zeit verloren gehen, denn die Schäden im Gehirn beginnen lange Zeit vor dem Auftreten erster Symptome.

Liegt bereits eine eindeutig diagnostizierte degenerative Demenz vor, so hat es sich bewährt, weiterhin sehr vorsichtig zu sein und den Kranken immer nur gerade so weit aufzuklären, wie er es wünscht. Dabei ist ihm am besten geholfen, wenn man das Augenmerk auf die verbleibenden therapeutischen Möglichkeiten und Fähigkeiten legt. Die Kranken gehen Situationen, in denen sie mit den neu aufgetretenen Schwächen konfrontiert werden, verständlicherweise aus dem Weg, um die Bedrohung, die Angst und Kränkung nicht zu erleben. Diese Bemühung sich selbst zu schützen, darf man nicht unüberlegt durchbrechen.

Je nach dem Krankheitsstadium ist es oft schwer abzuschätzen, welche Informationen der Kranke aufnehmen kann. Am ehesten kann man immer dann mit ihm über seine Beeinträchtigungen sprechen, wenn er von sich aus mehr über die Ursachen seiner Schwierigkeiten erfahren möchte.

Wird eine Diagnose „Alzheimerkrankheit“ mitgeteilt, so können Menschen in tiefste Resignation fallen. Besser spricht man allgemein von einer Krankheit, die sich auf das Lernen und die Orientierungsfähigkeit auswirken kann und gegen die man jetzt mit allen Mitteln ankämpft. Dies ist umso mehr berechtigt, als die Diagnose einer Alzheimerkrankheit zu Lebzeiten immer unsicher bleibt. Gefährdet sich der Kranke dadurch, dass er dringend notwendige Hilfeleistungen ablehnt, indem er seine verbleibenden Fähigkeiten überschätzt, so kann es notwendig werden, mit ihm über seine Beeinträchtigungen zu sprechen, obschon er dies nicht wünscht. Dann ist es wichtig, zu versuchen, sich ihm gegenüber möglichst ruhig und gelassen durchzusetzen. Nie darf man dabei in eine aggressive oder abwertende Haltung geraten, sondern man sollte immer nach einem diplomatischen Weg suchen, der dem Kranken ermöglicht, sich trotz allem als kompetent und entscheidungsfähig zu erleben. Nimmt man eigene Defizite wahr, so fällt man leicht in Resignation. Dann ist eine wertschätzende und unterstützende Haltung der Angehörigen oder Pflegenden entscheidend.

Es ist wichtig, daran zu denken, dass eine Demenz nicht nur zu Gedächtnisstörungen, sondern zu einer Vielzahl von Veränderungen im Denken, Fühlen und Verhalten führt. Darum werden auch die Angehörigen zunehmend anders erlebt als zuvor. Da ist es nicht einfach, aber überaus wichtig, zu versuchen, den erkrankten Menschen trotz all seiner Veränderungen und mit diesen anzunehmen und so viel als nur möglich Verständnis und Toleranz für sein Verhalten aufzubringen.

Die Fähigkeiten demenzkranker Menschen können im Tagesverlauf sehr schwanken. Dann dürfen Momente der Schwäche nicht mit fehlendem Willen verwechselt werden. Sind fremde Personen anwesend, so versuchen Demenzkranke oft aus all ihren Kräften ein gutes Bild von sich zu geben, um dem Schmerz von Enttäuschung und Missachtung zu entgehen. Dies ist aber nur für eine sehr begrenzte Zeit möglich, wonach sie dann einbrechen und ermüden.

Zeitdruck, Stress und Hektik bringen Demenzkranke Menschen sehr schnell in geistige Blockaden und emotionale Reaktionen, die sie selbst nicht mehr kontrollieren können, wie Ärger, Wut, Gereiztheit oder verzweifeltes Weinen.

Oft leiden Demenzkranke Menschen an Melancholie und Depression und verlieren jeden Mut. Dann sagen sie oft: „Mir ist alles egal.“ oder „Ich bin am Ende.“. Manchmal äussern sie auch Selbstmordgedanken. Dann sind sie oft antriebs-, appetit- und schlaflos. Ihre Gefühle übertragen sich immer sogleich auf die Angehörigen und Pflegenden. Es ist ganz wichtig, immer sogleich zu erkennen, dass die Gefühle, die in uns aufkommen, zuerst diejenigen des Kranken und nicht die eigenen sind. Nur so gelingt es, das dann nicht persönlich zu nehmen und als Undankbarkeit zu deuten. Am besten geht es, wenn man ihm dann zuhört und versucht, ihn für eine Tätigkeit zu gewinnen, die er früher mochte und die er noch immer gut kann. Musiktherapie und Kunsttherapie (Maltherapie) können hier von grosser Hilfe sein, denn in diesen Therapieformen gibt es keine Bewertungen oder Leistungsgedanken. Diese Therapien sind dazu da, den Patienten dazu zu bringen, sich auszudrücken und an etwas gemeinsamem Teil zu nehmen.

Die Menschen haben im Allgemeinen das Singen verlernt. In den Wohnungen herrschen nun meist unruhige, unharmonische Klänge oder krächzende Schlagerstimmen aus elektronischen Apparaten vor. Demenzkranken Menschen übermittelt dies Unruhe und Angst. Dagegen kann es von grosser Hilfe sein, gemeinsam Lieder zu singen, welche der Kranke aus seiner Kindheit kennt.

Oft sind Demenzkranke von Unruhe getrieben, so dass sie in der Wohnung umherlaufen müssen oder sie laufen von zu Hause fort, ohne klares Ziel. Es kann sein, dass sie sich langweilten, oder dass sie von Angst getrieben sind, oder dass sie das Gefühl haben, sich an einem falschen Ort zu befinden. Die Gründe für das Fortlaufen sind dem Kranken meist unbekannt. In der Wohnung sollte man möglichst nichts verändern, damit sich der Erkrankte weiterhin zu Hause fühlt und darin zurechtfindet. Es gibt kleine Sender, welche mit Hilfe des GPS-Ortungssystem jederzeit erlauben, den Kranken zu finden, falls er den Heimweg nicht mehr weiss. Mit demselben Ortungsgerät kann sich der Kranke zudem durch einen einfach erreichbaren Knopfdruck den Suchenden mitteilen.

Man soll nicht in bester Absichte versuchen, den Kranken mit Gedächtnistraining, Rechenaufgaben oder abstrakten geistigen Anforderungen zu trainieren. Nur was der Kranke in eigener Motivation und ohne Zeitdruck tun kann, kann sich positiv auf ihn auswirken. Vor allem soll er auf Fähigkeiten angesprochen werden, für die er sich selbst noch als kompetent erlebt.

Es kann helfen, über frühere Erinnerungen aus der Kindheit zu sprechen und so die Sprachkompetenz zu fördern, denn je mehr die Krankheit fortgeschritten ist, desto mehr leben die Betroffenen in früheren Erinnerungen. Es ist gut, sie dort abzuholen. Spaziergänge in der Natur, besonders im Wald, sprechen alle Sinneswahrnehmungen an und erheitern die Stimmung. Dabei ist es gut, über Dinge zu sprechen, die man gemeinsam sieht. Dies ist viel besser, als Gespräche über abstrakte Dinge, die für die Betroffenen schwierig sind. Viel Bewegung und Wandern sind ganz wichtig für die Erhaltung und Regeneration der geistigen Fähigkeiten. Zudem lösen sich dabei Ängste und innere Spannungen.

Es ist ganz wichtig, den Kranken möglichst wenig mit seinen Defiziten zu konfrontieren und möglichst wenig seine Wahrnehmung zu korrigieren. Äussert er eine falsche Wahrnehmung, holen Sie ihn dort ab und zeigen Sie Verständnis, dass man das auch so sehen kann wie er. Korrigiert man das Verhalten als unangemessen, so sind Demenzkranke oft besonders verletzbar, uneinsichtig und reizbar, da sie dies mit dem Verlust ihrer Kompetenz konfrontiert. Damit können sie schlecht umgehen. So ist es oft besser, was nicht gefährlich ist, auf diplomatische Weise zu tolerieren. Trägt der Kranke schmuddelige Kleider, ist es besser, ihm dies nicht direkt zu sagen, sondern mit ihm ein schönes, sauberes Kleid auszuwählen und sich zu freuen, wenn er es anzieht.

Die tiefsten Bedürfnisse sind Verständnis, Anerkennung, Wertschätzung und Geborgenheit.

Es ist wertvoll, dies immer im Auge zu behalten. Für manche Situationen gibt es keine einfache und wirksame Lösung. Da ist es wichtig, verstehen zu lernen, wie der Kranke aus seiner Sicht die Welt erlebt, um Lösungen zu finden. Es kann sich lohnen, an einem Gesprächskreis für Angehörige Demenzkranker teilzunehmen.

Die meisten Fernsehsendungen werden mit unsinnig rascher Bildfolge aufgenommen. Schon ohne Demenz werden diese grösstenteils nur intuitiv erfasst, da das Bewusstsein mit der Kontrolle dessen, was in zu kurzer Zeitfolge gezeigt wird, gar nicht nachfolgen kann. Die rasche Bildfolge bewirkt eine Umgehung des Bewusstseins, die bedenkliche Folgen haben kann. Für Demenzkranke ist dies noch viel schwieriger. Schon bei beginnender Demenz sind sie dem Inhalt noch mehr ausgeliefert als zuvor. Bei mittelschwerer Demenz kann das Gezeigte oft nicht mehr von der Wirklichkeit unterschieden werden, so dass die ohnehin vorhandenen Ängste wachgerufen und verstärkt werden und neue Ängste entstehen können.

Auch im Frühstadium einer Demenz ist es ganz wichtig, dass die Angehörigen helfen, den Tag zu strukturieren, so dass freudige Anregungen mit Ruhephasen abwechseln. Menschen mit beginnender Demenz fragen sich oft nach dem Sinn ihres Daseins. Manchmal gelingt es ihnen zu erkennen, dass es guttut, sich von Verantwortungen zu entlasten, die sie nicht unbedingt selbst tragen müssen. Manchmal kann man ihnen dazu verhelfen zu entdecken, wiewohl es tun kann, anderen zu helfen, die es wirklich nötig haben. Es kann aber auch vorkommen, dass man sie vor scheinbar hilfsbedürftigen Schmarotzern schützen muss.

Rechtliche Fragen entstehen anfangs auch im Zusammenhang mit dem Autofahren.

Wird die Ordnungstherapie der Alzheimerkrankheit gut durchführbar und beginnt sie im frühen Stadium, so darf erwartet werden, dass sich das Fortschreiten der Demenz bald stark verlangsamt. Oft kann der degenerative Prozess zum Stillstand gebracht werden und können Fähigkeiten wieder zurückgewonnen werden. Dadurch wird es möglich, den Blick ins Positive zu wenden und so öffnet sich eine annehmbare Zukunft.

Pflegehilfen und Risikominderung

Im Haushalt entstehen durch die Demenz verschiedene Risiken. In einen Elektroherd kann man eine Abschalt-Automatik einbauen lassen. Auch gibt es Bügeleisen, die automatisch abschalten, wenn sie für eine gewisse kurze Zeit nicht mehr bewegt werden. Es gibt Alarmmatten, die man vor das Bett und zur Haustüre legen kann und die mitteilen, sobald der Kranke sie betritt. Auch können Infrarot-Bewegungsmelder für ähnliche Zwecke installiert werden, um dem Kranken zu helfen. Wird das Aufstehen schwierig, so kann ein Stehhocker oder eine Aufstehhilfe mit Elektromotor sinnvoll sein. Es gibt sogenannte Protektoren, die das Risiko eines Schenkelhalsbruches bei einem Sturz um 80% reduzieren. Im späteren Stadium ist ein elektrisches Pflegebett sinnvoll.

Rechtliche Fragen

Im Frühen Stadium der Demenz kann man noch selbst die wichtigsten Entscheidungen treffen. Mit einer notariell erstellten Vollmacht kann man eine Patientenverfügung ausstellen, die bestimmt, wie man je nach den Umständen medizinisch behandelt werden möchte. Zudem kann man selbst eine Vertrauensperson auswählen, welche im Falle einer Verschlechterung für einen sorgen würde. Ist dies für den Kranken nicht mehr möglich oder unterlässt man dies, würde von Amtes wegen ein Vormund bestimmt werden und man weiss nicht, ob man diesem wirklich vertrauen können wird. Befürchtet der Kranke eine Entmündigung durch diesen Schritt, kann es helfen, wenn ein Angehöriger diesen Schritt gleichzeitig für sich selbst vollzieht, denn eigentlich ist dies für jedermann nötig, denn niemand weiss, ob er nicht eines Tages durch einen Unfall oder durch Krankheit unselbständig werden und einen Vormund benötigen wird. Widerfährt dies z.B. einem Ehepartner, so ist es ganz und gar nicht selbstverständlich, dass die Vormundschaftsbehörde den Ehegatten als Vormund akzeptieren wird. Der Notar muss den vorsorglichen Charakter dieser Vollmacht betonen und die Kompetenzen des Bevollmächtigten in allen Einzelheiten festlegen. Wurde die Diagnose Demenz vom Arzt gestellt, so können unüberlegte

Einkäufe des Demenzkranken rückgängig gemacht werden. Wurden die Einkäufe aber bereits bezahlt und verweigert das Geschäft die Rücknahme, so muss man gerichtlich vorgehen und die Entscheidungsunfähigkeit beweisen.

Zudem ist in jedem Fall eine vorsorgliche Anmeldung in ein gutes Alters- und Pflegeheim sinnvoll, so lange man dieses selbst auswählen kann, auch wenn man hoffen kann, diesen Schritt gar nie vollziehen zu müssen. Im mittleren Stadium der Demenz ist die Pflege zu Hause meistens nicht mehr möglich, es sei denn, man kann sich rund um die Uhr Pflegepersonal leisten. Überfordert sich ein Angehöriger durch die Pflege zu Hause, so begibt er sich in die Gefahr, selbst an einer schweren Krankheit, zum Beispiel an Krebs zu erkranken.

Werden bei schwerer Demenz in Pflegeeinrichtungen freiheitsentziehende Massnahmen notwendig, wie zum Beispiel Bettgitter, Gurten oder starke Medikamente zur Beruhigung, verlangt das Gesetz, dass der Bevollmächtigte oder Vormund informiert wird. Werden diese Massnahmen über längere Zeit notwendig, so muss diejenige Person, welche Bevollmächtigt ist für das Wohl des Demenzkranken zu sorgen, zum Voraus die Zustimmung geben. Auch darf der Arzt Veränderungen der Medikation von Gesetzes wegen nur mit dessen Zustimmung veranlassen.

Das Autofahren darf bei diagnostizierter Demenz nicht mehr erlaubt werden. Fährt der Kranke trotzdem, so kann die Haftpflichtversicherung ihre Leistungen verweigern oder kürzen und auch die Betreuungsperson finanziell belangen. Ist der Kranke nicht bereit, auf das Autofahren zu verzichten, so sollten die ihn betreuenden Personen eine amtliche Überprüfung seiner Fahrtauglichkeit veranlassen, um ihn und andere Personen zu schützen.

Auch der behandelnde Arzt darf und muss dies trotz der Schweigepflicht tun.

Versicherungen
Wird eine Demenz diagnostiziert, so muss dies der Haftpflichtversicherung des Betroffenen mitgeteilt werden, da diese von der Versicherungsgesellschaft als Erhöhung der Gefahr eingestuft wird. Wird dies nicht gemeldet, so ist der Versicherungsschutz nicht mehr gewährleistet. Ärzte und Pflegende sollten ebenfalls immer über eine Haftpflichtversicherung verfügen.

Die Alzheimerkrankheit

Rund 60 % der ca. 26 Millionen Demenzkranken leiden an Alzheimer-Demenz[104].

Alois Alzheimer war ein deutscher Psychiater und Neuropathologe. Am 25. November 1901 wurde ihm die Behandlung der 51-jährigen Auguste Deter anvertraut, die sich innerhalb eines Jahres stark verändert hatte. Sie war eifersüchtig geworden, konnte einfache Aufgaben im Haushalt nicht mehr verrichten, versteckte Gegenstände, fühlte sich verfolgt und beleidigte aufdringlich die Nachbarschaft[105]. Ihre geistige Verwirrung nahm rasch zu, bis sie am 9. April 1902 an einer Blutvergiftung starb. Alzheimer untersuchte ihr Gehirn, das einen massenhaften Untergang von Nervenzellen (Neuronen) und massive Einlagerungen in der Zwischenzellsubstanz zeigte. Am 3. November 1906 stellte Alzheimer an einer Fachtagung der Universität Tübingen den Fall vor, als eine neu entdeckte, seltene, eigenständige Krankheit. Dies wurde kaum beachtet, auch nicht dessen Publikation in der Allgemeinen Zeitschrift für Psychiatrie, unter dem Titel: „Über eine eigentümliche Krankheit der Hirnrinde“[106].

In den folgenden 5 Jahren wurden 11 weitere Fälle beschrieben, bis im Jahr 1910 der Psychiater Emil Kraepelin dieses Leiden in sein neues Lehrbuch der Psychiatrie aufnahm und ihm die Bezeichnung Morbus Alzheimer verlieh.

Die Alzheimerkrankheit gehört wie die vaskuläre Demenz und die LEWY-Body-Demenz zu den primären Demenzformen, bei denen das Hirngewebe direkt zu Grunde geht, ohne dass eine andere Krankheit direkt an der Zerstörung beteiligt ist. Die meisten Menschen werden erst in höherem Alter betroffen. Befallen werden unter den 65-Jährigen 2 %, den 70-Jährigen 3 %, den 75-Jährigen 6 % und den 85-Jährigen 20 %. In noch höherem Alter nimmt die Häufigkeit wieder ab. Der jüngste Alzheimerpatient erkrankte mit 27 Jahren und starb mit 33 Jahren[107].

In Deutschland zählt man derzeit 1,3 Millionen Demenzkranke. Bis 2050 wird ein weiterer Anstieg auf 2,5 Millionen erwartet und es werden jährlich 250 000 Neuerkrankungen an Demenz gemeldet, davon 120 000 vom Alzheimertyp[108]. Weltweit schätzte man im Jahr 2007 die Zahl der Alzheimerkranken auf 29 Millionen. Basierend auf Bevölkerungsprognosen der Vereinten Nationen (UNO), rechnet man bis im Jahr 2050 mit 106 Millionen Alzheimerkranken. Dies entspricht einem Betroffenen unter 85 Menschen[109].

Viele Jahre bevor die ersten Symptome erscheinen, bilden sich im Gehirn der Betroffenen Einlagerungen (Plaques) in der Grundsubstanz des Bindegewebes (Glia). Diese bestehen aus fehlerhaft gefalteten degenerativen, kurzkettigen Eiweissmolekülen (Beta-Amyloid (Aβ)-Peptide). Hinzu kommen verdrehte Fibrillen aus phosphorylierten und dadurch unlöslich gewordenen TAU-Proteinen. Diese bilden in den Nervenzellen (Neuronen) dichte Knäuel und zerstören diese vollständig.

Ursachen der Alzheimerkrankheit

Obschon viele Ursachenfaktoren bekannt sind, sind sich die Wissenschaftler nicht einig, da ein jeder in der Regel nur an einer derselben arbeitet.

Die Vererbung
Die Vererbung spielt eine untergeordnete Rolle. Man schätzt, dass bei höchstens 30 % der Alzheimerkranken Erbfaktoren ursächlich mitbeteiligt sind. Es gibt Familien, in denen Alzheimerkrankheit relativ jung und häufig vorkommt. Bei manchen wurde eine Variante des Gens für APO-E gefunden. Zudem fand man Mutationen der Gene für die Bildung von Präsenilin-1 oder 2 oder ein Amyloid Vorläuferprotein (APP, Amyloid precursor protein). Menschen, bei denen man all diese drei Gene nachweisen kann, riskieren häufiger und früher als andere an der Alzheimerkrankheit zu erkranken. Bei ihnen lagert sich oft viel β-Amyloid in die Zwischenzellsubstanz des Hippocampus und den präfrontalen Cortex (Assoziationscortex), bald aber auch in das ganze Gehirn.
Die Genmutationen für Praesenilin 1 (PSEN 1) auf Chromosom 14 oder für Praesenilin 2 (PSEN 2) auf Chromosom 1 oder aber APP auf Chromosom 21 allein, wird bei je 5–10 % der Alzheimerkranken gefunden. Bei 1700 Isländern wurde andrerseits eine andere Mutation im APP-Gen entdeckt, welche vor der Alzheimerkrankheit schützen soll [110].

Noch nicht geklärt ist eine Verbindung der Alzheimerkrankheit mit dem ε4-Allel von Apolipoprotein E (Apo E), das sich am Cholesterintransport beteiligt. Menschen, welche drei Chromosomen 21 besitzen (Trisomie 21, Down-Syndrom, Mongoloidismus) erkranken rund dreimal häufiger an der Alzheimerkrankheit als Menschen ohne diese Trisomie. Zudem soll eine Mutation des SORL1-Gens mit höherem Risiko für die Alzheimerkrankheit verbunden sein[111].

Bei etwa 1000 aus dem Baskenland ausgewanderten Menschen im kolumbianischen Antioquia wurde bei deren Alzheimerkranken eine Punktmutation im Exon 8 des PSEN 1-Gens gefunden, welche aber nur in dieser Menschengruppe vorkommt[112].

Eine Infekthypothese
Da die β-Amyloide starke antibiotische Wirkung zeigen, wurde vermutet, dass sie gegen Infektionserreger ausgeschieden würden, so dass chronische Infektionen eine Teilursache der Alzheimerkrankheit sein könnte. Dies ist aber umstritten[113].

TAU-Proteine und Alzheimerkrankheit
In Versuchen mit Mäusen führte das Einbringen von TAU-Proteinen zur Bildung verdrehter Fibrillen, wie bei alzheimerkranken Menschen. Deshalb wird vermutet, dass hohe Blutspiegel an TAU-Proteinen die Alzheimerkankheit begünstigen können[114].

Schädel-Hirntraumen erhöhen das Risiko einer späteren Alzheimerkrankheit[115].

Viele Alzheimerrisiken sind dieselben wie diejenigen der Herz-Kreislaufkrankheiten und der- Arteriosklerose
Fettstoffwechselstörungen mit erhöhten Cholesterinspiegeln, Diabetes mit Insulinresistenz und erhöhte Insulinspiegel erhöhen das Risiko einer Alzheimerkrankheit bedeutend, so auch das metabolische Syndrom mit Adipositas und erhöhtem Bluthochdruck[116, 117, 118, 119, 120, 121].

Aluminiumablagerung
Aluminium aus Nahrungsmitteln, von Deodorants, aus Kochgeschirr, Medikamenten oder verunreinigtem Trinkwasser gelangt ins Gehirn und schädigt die Blut-Hirnschranke (Aluminiumangiopathie)[122].
Aluminiumbelastungen führen zur Einlagerung von Aluminium in die Grundsubstanz des Bindegewebes des Gehirns und beteiligt sich an der Ablagerung von

β-Amyloid in die Alzheimer Plaques[123]. In einer Metaanalyse von 34 Studien zu Aluminiumbelastungen und Alzheimerkrankheit hat es sich gezeigt, dass 68 % der Studien einen direkten Zusammenhang zwischen Aluminiumeinlagerungen und Alzheimer nachwiesen[124]. Die britische Alzheimergesellschaft vertritt seit dem 30. Januar 2009 den medizinisch-wissenschaftlichen Standpunkt, dass die bis 2008 erstellten Studien einen ursächlichen Zusammenhang zwischen Aluminium und Alzheimer bestätigt haben[125]. Im April 2013 erliess die europäische Behörde für Lebensmittelsicherheit (EFSA) die Empfehlung, Lebensmittel nicht mit Aluminiumfolien in Verbindung zu bringen, da bei täglicher Anwendung von Aluminiumfolien zum Aufbewahren von Lebensmitteln wesentlich mehr Aluminium in den Körper gelange als laut der EFSA toleriert werden kann[126].

Das Geschehen im Gehirn bei der Alzheimerkrankheit

Amyloide sind degenerativ veränderte kurzkettige Eiweissmoleküle. Bei der Alzheimerkrankheit lagern sich β-Amyloide in die Zwischenzellsubstanz des zarten Bindegewebes (Makroglia) ab. Das β-Amyloid entsteht aus einem Vorläuferprotein (Amyloid-precursor-protein, APP). Dieses bezeichnet man auch als Membranprotein, denn es durchdringt die Zellmembran der Nervenzelle (Neuron), wobei der kurze Anteil in die Zelle hinein und der lange Teil aus der Zelle heraus in den Zwischenzellraum (Matrix) ragt. Man nennt dieses auch Typ-I-Transmembranprotein. Der Amino-Terminus befindet sich ausserhalb, der Carboxyl-Terminus innerhalb der Zelle. Dieses Vorläuferprotein (APP) wird von drei Enzymen gespalten (Alpha-Sekretase, Beta-Sekretase und Gamma-Sekretase).Bei dieser Spaltung entsteht das β-Amyloid.

Die Spaltung des Amyloid-Precursor-Proteins (APP) geschieht auf zwei unterschiedliche Arten:

Der nichtamyloidogene Weg
Die α-Sekretase spaltet das APP-Molekül innerhalb des Amyloidanteils und verhindert dadurch die Freisetzung von β-Amyloid. Dafür wird der grösste ausserhalb der Zelle gelegene Anteil dieses APP-Moleküls freigesetzt. Dessen Bedeutung ist noch nicht bekannt.

Der amyloidogene Weg
Das APP-Molekül wird zuerst von der β-Sekretase und erst danach von der γ-Sekretase geschnitten und zwar an der Stelle, wo das Molekül die Zellmembran durchdringt. Dadurch wird β-Amyloid freigesetzt.

Die β-Amyloide entstehen in unterschiedlicher Länge, was von grosser Bedeutung ist, denn je länger die Proteinkette des β-Amyloidmoleküls ist, desto eher wird es in der Grundsubstanz der Glia (Matrix) ausgefällt und unlösliche Plaques bilden. Zur Hauptsache findet man in den Alzheimerplaques β-Amyloid 40, zu einem kleineren Anteil β-Amyloid 42. Die Zahlen 40 und 42 entsprechen der Anzahl Aminosäuren, aus denen das Amyloidpeptid besteht.

Proteasen sind eiweissspaltende Enzyme
Die α-Sekretase wird durch die Proteasen ADAM 10, ADAM 17 und TACE gebildet, die β-Sekretase durch das Enzym BACE 1.
Die γ-Sekretase ist höchst komplex. Sie besteht aus einem grossen Molekülkomplex: dem Praesenilin 1, dem Presenilin 2, PEN-2, APH-1 und Nicastrin. Es wird vermutet, dass noch weitere Proteine an diesem Enzym beteiligt sind.

Jede Nervenzelle enthält ca. 1500 Mitochondrien. Diese gelten als Kraftwerke der Zellen, indem sie die Glucose schrittweise abbauen und dabei energiereiche Phosphate (ATP) bilden, die überall im Stoffwechsel als Energiespender notwendig sind. Man nennt dies auch chemische „Zellatmung“. Die Mitochondrien bestehen aus feinen, biologisch hochaktiven Membranen, welche durch Lipide (Fettstoffe) mit mehrfach ungesättigten Fettsäuren stabilisiert sind. Diese Membranen sind hochempfindlich auf Oxydation.

Bei der Alzheimerkrankheit sind die Mitochondrien durch oxydativen Stress beschädigt und gehen teilweise zu Grunde. Eine Blockade am Komplex IV der Atmungskette in den Mitochondrien führt zu übermässiger Bildung freier Radikale (R.O.S.), welche die Mitochondrien weiterhin schädigen. Die β-Amyloide wirken antioxydativ. Darum ist man nicht sicher, ob sie nicht zusätzlich auch als Schutz gegen die freien Radikale gebildet werden.

Das Zellinnere der Neurone enthält so genannte TAU-Proteine (nach dem griechischen Buchstaben τ „TAU“ benannt. Die Tauproteine sind beim Gesunden im Zellinnern gelöst. Durch oxydativen Stress gehen diese Eiweissmoleküle zusätzliche Phosphorverbindungen ein (Hyperphosphorylierung), bis sie durch einen Knick im Molekül unlöslich werden und zu verdrehten Fibrillen ausgefällt werden. Diese pathologischen, verdrehten Neurofibrillen zerstören die Nervenzellen, so dass sie zugrunde gehen (Zelltod = Apoptose).

Dieser Zelluntergang beginnt typischerweise im Hippocampus und im präfrontalen Cortex, Strukturen die für das Gedächtnis und ordnendes Denken wichtig sind. Jedoch können alle Hirnanteile davon betroffen werden. In bildgebenden Verfahren kann die Verminderung der Hirnmasse (Hirnatrophie) und die Erweiterung der Liquorräume (Räume, wo die Hirnflüssigkeit fliesst) nachgewiesen werden.

Die Symptomatik der Alzheimerkrankheit

Für ein möglichst frühes Einsetzen der Therapie ist ein möglichst frühes Erkennen der ersten Warnzeichen der Alzheimerdemenz wichtig.

Am „American National Institute for Aging“ hat man hierzu sieben Frühwarnzeichen formuliert:

1. Wiederholung immer derselben Frage
2. Wiederholung der Frage, die dem Betroffenen gestellt werden.
3. Wiederholtes Erzählen immer der gleichen kurzen Geschichte
4. Alltägliche Verrichtungen gelingen nicht mehr wie: Kochen, Bedienen des Fernsehers, des Radios, Regeln des Kartenspiels usw.
5. Der Umgang mit Geld, Überweisungen, Kontrolle und Bezahlung der Rechnungen und ähnliches gelingt nicht mehr.
6. Gegenstände werden an ungewöhnliche, unlogische Orte verlegt und nicht mehr gefunden. Angehörige werden beschuldigt, sie genommen zu haben.
7. Vernachlässigung der äusseren Erscheinung und Pflege, ohne dass der Betroffene dies einsieht.

In Testverfahren können Frühzeichen der Alzheimerdemenz früh erfasst werden, bis zu 8 Jahren, bevor die Krankheit auffällig wird. Anfangs zeigt sich die Verschlechterung der Merkfähigkeit und die hierdurch bedingte Schwierigkeit, neue Informationen aufzufassen.
Auch wird das Sprachverständnis frühzeitig erschwert und die Verfolgung persönlicher Ziele.

Frühzeitig trübt sich die Stimmung und zeigt sich eine gewisse Teilnahmslosigkeit[127, 128, 129].

Die Krankheitsstadien

Derzeit werden drei Stadien der Alzheimerkrankheit unterschieden:

1. Das präklinische Stadium. Hierbei sind die Frühzeichen in Testverfahren erkennbar, die Krankheit aber noch nicht augenfällig.
2. Das Stadium leichter kognitiver Beeinträchtigung (MCI) („mild cognitive impairments“). In diesem Stadium fällt die Beeinträchtigung der geistigen Fähigkeit den Patienten und den Angehörigen deutlich auf.
3. Das Stadium der Demenz

Diese Stadien greifen aber ineinander über, so dass sie oft schwer gegeneinander abgrenzbar sind[130, 131].

Die Diagnose der Alzheimerkrankheit

Erst im MCI-Stadium leichterer kognitiver Beeinträchtigung kann die Diagnose sicher gestellt werden. Der Diagnoseschlüssel ICD-10 unterscheidet zwischen G.30,0 (bei frühem Beginn) und G30,1 (bei spätem Beginn). Wichtig ist die Anamnese mit dem Patienten, die Beschreibung Angehöriger, ergänzt durch neuropsychologische Testverfahren und die Untersuchung der Hirnflüssigkeit (Lumbalpunktion, Liquoruntersuchung). Gesichert wird die Diagnose durch die direkte Amyloid-Darstellung im Gehirn mittels Positronen-Emissions-Tomographie (PET) und radioaktiver Markierung z.B. durch Florbetaben[132, 133]. Einen verlässlichen Bluttest zur Diagnose der Alzheimerkrankheit gibt es derzeit nicht. Die Lumbalpunktion kann Hinweise geben. In der Hirnflüssigkeit (Liquor cerebrospinalis) kann ein erhöhter Gehalt an β-Amyloiden, Gesamt-TAU-Proteinen und phosphoryliertem TAU-Protein und einiger Amyloid-Vorläuferproteinen diagnostische Hinweise geben, allerdings ohne dass sich dadurch die Diagnose sichern lässt[134].

Nicht jeder Gedächtnisverlust im Alter ist eine Alzheimerkrankheit

Eine gewisse Vergesslichkeit ist in hohem Alter normal. Auch können ältere Menschen aus Verweigerung oder Vermeidung sich an Dinge nicht erinnern. Denkhemmungen durch eine Depression sind bei alten Menschen häufig. Bei langdauernder Depression bildet sich der Hippocampus ebenfalls zurück (Atrophie), wie bei der Alzheimerkrankheit. Viele betagte Menschen in Altersheimen leiden an Vereinsamung (emotionale Deprivation, Hospitalismus und Regression) und sind dadurch in ihrem Denken und ihrer Erinnerungsfähigkeit gehemmt.

Aphasie (Verlust der Sprechfähigkeit) oder Mutismus (Sprechverweigerung aus seelischen Gründen) sind im Alter nicht selten. Kleinere oder grössere Schlaganfälle führen zu vaskulärer Demenz. Geisteskrankheiten (Psychosen) wie die Schizophrenie oder Manisch-depressive Psychosen (Zyklothymie) führen zu Demenz. Auch kann ein anderes schweres neurologisches Leiden (Apallisches Syndrom, Locked-in-Syndrom, akinetischer Mutismus) oder die Schädigung durch einen Hirntumor oder ein Zustand nach einer Gehirnverletzung mit einer Alzheimerkrankheit verwechselt werden.

Das Früh- und Mittelstadium der Alzheimerkrankheit

Während im Langzeitgedächtnis gespeicherte Abläufe und emotionale Erlebnis-

se abrufbar sind, führt meistens der Verlust des Frischgedächtnisses beim Lernen, der Verlust der Merkfähigkeit, zur Diagnosestellung[135]. Bald ist auch das Sprachvermögen reduziert, erkennbar an verzögertem Sprachfluss und vermindertem Wortschatz. Doch können die Patienten noch immer ihre Gedanken und Ideen in geeigneter Weise mitteilen[136, 137, 138].
Im Schriftbild, beim Zeichnen oder sich Ankleiden zeigen sich bereits Unsicherheiten in der Feinmotorik (Apraxie)[139]. Beim Übergang zum Mittelstadium der Krankheit können einige Patienten noch ihren Alltag gestalten. Jedoch benötigen sie bei komplizierteren Verrichtungen bereits Unterstützung[140].

Das fortgeschrittene Stadium der Alzheimerkrankheit

Jetzt können die Patienten altbekannte Fertigkeiten nicht mehr ausführen. Sie können ihnen nahestehende Personen und alltägliche Gegenstände nicht mehr erkennen[141, 142].

Die Wesensveränderung durch die Alzheimerkrankheit

Durch den fortschreitenden Untergang von Hirngewebe kommt es zu einer für die Patienten und die Angehörigen schwer verständlichen und schwierig zu ertragenen Wesensveränderung. Menschen, die zuvor friedlich und sanftmütig waren verlieren nach und nach die Kontrolle über ihre Affekte. Misstrauen, Beschuldigungen, Verfolgungsängste, Wutausbrüche werden immer häufiger und verursachen bei den Betroffenen und ihren Angehörigen unsägliches Leid. Das Erkennen seiner selbst (Selbstreflexion) wird immer schwieriger. Verhaltensmuster laufen unkontrolliert und automatisiert ab. Dadurch kommen die Angehörigen auch bei bestem Willen und in der Regel bald an ihre Grenzen, so dass die Pflege zuhause kaum mehr möglich ist.

Der körperliche Zerfall des Alzheimerkranken

Im dritten Stadium baut sich die Muskulatur kontinuierlich ab, was zusätzlich zu Sprachproblemen, Harn- und Stuhlinkontinenz führt. In tragischer Weise verlieren die Patienten ihre Mobilität. Typisch sind die kleinen Trippelschritte. Sie werden bettlägerig.
Einfachste Verrichtungen bedürfen der Hilfe und die Pflegebedürftigkeit wird gross. Bald sterben die Patienten an einer Infektion, einer Lungenentzündung oder einem Herzinfarkt.

Die Lebensprognose bei Alzheimerkrankheit

Ohne besondere Therapie sterben die Patienten meistens nach 7 bis 10 Jahren, selten schon nach 4 Jahren oder in einzelnen Fällen erst nach 20 Jahren.

Prophylaxe und Therapie der Alzheimerkrankheit

Versuche mit Impfungen und immunsupprimierenden Medikamenten:

Einerseits wird an einer Impfung geforscht, mit dem Ziel, die Krankheit aufzuhalten. Diese Bemühungen haben leider bis heute keine Resultate ergeben[143]. Auch die Erforschung einer Beta-Amyloid-Immuntherapie mit dem monoklonalen Antikörper Bapineuzumab hat keine positiven Resultate ergeben und wurde fallen gelassen. Weitere Forschungen mit dem monoklonalen Antikörper 9D5 waren bei Mäusen erfolgreich. Es richtet sich gegen das toxische Eiweiss Pyroglu-

tamat Abeta, das sich im Gehirn künstlich alzheimerkrank gemachter Mäuse ansammelt. Resultate bei Menschen liegen noch keine vor[144, 145].
Das Chemotherapeuticum Bexaroten konnte bei Mäusen bis zu 75 % der β-Amyloidplaques auflösen und Gedächtnisdefizite der Tiere vermindern[146, 147, 148]. Diese Resultate, konnten in Nachuntersuchungen durch andere Forschergruppen jedoch nicht bestätigt werden. Bexaroten ist zur Behandlung der Alzheimerkrankheit nicht zugelassen.

Acetylcholinesterasehemmer (Galantamin, Donepezil, Rivastigmin, Huperzin A) sind Medikamente, welche den Abbau des Neurotransmitters Acetylcholin hemmen. Hirnabschnitte, welche für assoziatives Denken wichtig sind, arbeiten mit Acetylcholin. Sie aktivieren die Gedächtnisleistung des Hippocampus. So erklärt man sich, dass diese Medikamente die Gedächtnisaktivität des Hippocampus aktivieren können[149]. Diese Medikamente sind zur Behandlung leichter bis mittelschwerer Alzheimerdemenz zugelassen, obschon deren Wirksamkeit umstritten ist[150].

Nichtsteroidale Antirheumatika (NSAR)
In retrospektiven Studien stellte man fest, dass Rheumapatienten weniger häufig und später an Alzheimerdemenz erkranken[151]. Daraus hat man kurzerhand gefolgert, dass dieser Unterschied den Rheumamitteln (NSAR, nichtsteroidale Antirheumatika), welche diese Patienten oft jahrelang einnehmen, zuzuschreiben sei[152, 153]. In einigen transgenen Tiermodellen konnte denn auch gezeigt werden, dass die Gabe von Ibuprofen die Einlagerung von β-Amyloidplaques leicht reduzierte[154, 155, 156]. Für den Menschen liegen aber keine randomisierten Doppelblindstudien vor, welche eine solche Wirkung bestätigen würden. Aufgrund der Tierversuche vermutet man, dass für eine Wirkung sehr hohe Dosierungen notwendig wären mit massiven Nebenwirkungen bei langzeitiger Anwendung.
Deshalb wird von einer Prophylaxe oder Therapie der Alzheimerkrankheit mit diesen Medikamenten abgeraten[157, 158]. Hinzu kommt, dass diese Medikamente, wenn sie auf die Dauer in hohen Dosen angewendet werden, Herz-Kreislaufprobleme begünstigen[159].
Nichtsdestoweniger laufen derzeit mehrere klinische Studien zur Anwendung von Ibuprofen bei der Alzheimer Krankheit[160].

Diethylperazin und seine Derivate
In Tierversuchen war es möglich, die Degeneration des Nervensystems durch eine Aktivierung von Transportsystemen durch Diethylperazin und verwandten Arzneien zu verlangsamen. Derzeit werden sie an Menschen erprobt[161].

NMDA-Rezeptor-Antagonist
Der Botenstoff Glutamat ist der wichtigste erregende Neurotransmitter des Gehirns. Er ist an Lernprozessen und Gedächtnisfunktionen beteiligt. Bei der Alzheimerdemenz wird er vermehrt ausgeschüttet. Das Medikament Memantin soll die bei Alzheimerdemenz verstärkte glatamaterge Signalweiterleitung normalisieren. In klinischen Studien konnte denn auch eine geringfügige Verbesserung der geistigen Störung bei mittel- bis schwer betroffenen Alzheimer-Patienten nachgewiesen werden. Dieses Medikament ist nicht für leichte Demenz, sondern nur für mittelgradig bis schwer betroffene Patienten zugelassen[162].

Cannabis
Eine 2009 veröffentlichte systematische Übersichtsarbeit der Cochraine Collaboration hat ergeben, dass Cannabis keinerlei positive Wirkungen auf die Alzheimerdemenz gibt. Dies wurde 2016 bestätigt[163].

Insulin
Als Nasenspray angewendetes Insulin kann den Verlauf der Alzheimerkrankheit leicht positiv beeinflussen. Man vermutet, dass dies durch direkte Einwirkung über das Riechhirn zustande kommt[164].

Ginkgo biloba
Ginkgo biloba als standardisierter Extrakt EGb 761 in einer Dosierung von 240 mg/Tag ist zur symptomatischen Therapie der Alzheimerkrankheit zugelassen. Seine Wirkung wurde teils als „vielversprechend" beschrieben[165]. Dennoch wird dessen Wirkung widersprüchlich beurteilt[166].

Vitamin E
Vitamin E in hoher Dosierung kann den Verlauf der Pflegebedürftigkeit leicht verzögern[167].
In derselben randomisierten Studie hat das Medikament Memantin enttäuscht. In der Alzheimer's Disease Cooperative Study-Activities of daily living (ADCS-ADL-Studie) wurden die täglichen praktischen Fähigkeiten beobachtet. Die Gabe von Vitamin E konnte die Verschlechterung dieser Fähigkeiten leicht verzögern. Weitere Studien zu Vitamin E in hoher Dosierung ergaben sehr widersprüchliche Resultate[168, 169, 170, 171]. Da der Effekt nur sehr gering ist und es Hinweise gibt, dass eine hohe Vitamin E-Dosierung ein erhöhtes Sterberisiko mit sich bringt[172], wird diese Therapie nicht empfohlen.

Grüntee und Schwarztee
In Laboruntersuchen kann das Antioxidans Epigallocatechingallat (EGCG), das im Grüntee vorhanden ist, die Bildung von Amyloidplaques hemmen[173, 174]. Andere Laborexperimente zeigen, dass Epigallocatechingallat Amyloidplaques auch auflösen kann[175, 176, 177].
An Mäusen konnte gezeigt werden, dass nach sechsmonatiger hochdosierter EGCG-Behandlung die Plaque-Belastung in der Hirnrinde, im Hippocampus und im entorhinalen Cortex (Riechhirn), um jeweils 54 %, 43 % und 58 % reduziert wurde[178]. Eine weitere Studie wird in der Charité Berlin durchgeführt[179]. Laboruntersuchungen konnten zeigen, dass Theaflavinbestandteile des schwarzen Tees ebenfalls die Entstehung von Plaques verhindern und bestehende Plaques auflösen können[180].

Klinische Studien mit Patienten stehen aber noch aus. Die Wirkung dieser Flavonoide mit antioxydativer Wirkung weisen auf die grosse Bedeutung des oxydativen Stresses als Ursache der Amyloidbildung bei der Alzheimerkrankheit und der Bildung von α-Synuclein bei der Parkinsonschen Krankheit hin.

Die offiziell anerkannten Risikofaktoren der Alzheimerkrankheit

Sie entsprechen weitgehen denjenigen anderer Zivilisationskrankheiten, besonders der Herz-Kreislaufkrankheiten, der Arteriosklerose, der Apoplexie und vaskulären Demenz. Derzeit werden sie noch unterschiedlich gewichtet[181]. Genauso fehlt bis heute ein einwandfreier Nachweis der Wirkung vorbeugender Arzneimittel[182]. Wohl gibt es viele beobachtende Studien, aber noch gibt es zu wenig kontrolliert-randomisierte Studien. Immerhin wurde einwandfrei nachgewiesen, dass ein erhöhter Blutdruck ein signifikantes Risiko für die Entwicklung einer Alzheimerkrankheit bedeutet[183].

Die Ordnungstherapie der Alzheimerkankheit

Die pharmakologisch-therapeutischen Ansätze sind verständliche Versuche, in die entzündliche Aktivität des Immunsystems einzugreifen, diese zu unterdrücken und dadurch die Krankheitsschübe, den progredienten Verlauf und die schlussendliche Katastrophe der Degeneration der Nervenaxone hinauszuzögern. Ganz anders ist der therapeutische Ansatz, der in diesem Buch vermittelt wird. Hier geht es darum, alle erkennbaren Ursachen dieser tragischen Krankheit anzugehen und zu beheben und die regenerativen Kräfte zu unterstützen. Es geht um die Wirkung einer umfassenden, ursächlichen Therapie, wie sie in diesem Buch beschrieben ist. Wer früh damit beginnt, darf eine starke Verzögerung, oft einen Stillstand des degenerativen Prozesses erwarten. Im frühen Stadium können oft geistige Fähigkeiten wieder zurückgewonnen werden, wenn diese umfassende Therapie konsequent durchgeführt wird.

Die diätetische Therapie der neurodegenerativen Krankheiten

Für den Therapieerfolg entscheidend ist die lebendige Pflanzennahrung (vegetabile Rohkost) wegen ihres hoch geordneten und dadurch das Innere der Zellen regenerierenden Energiepotentials. Die über die Photosynthese aufgenommenen Informationen des Sonnenlichtes erneuern die LASER-Amplifikation in der Erbsubstanz, der DNA der Zellen, so dass ihre Energie so weit vom thermodynamischen Gleichgewicht entfernt wird und bleibt, dass der zweite Hauptsatz der Thermodynamik unwirksam ist und das ordnende, regenerierende Prinzip (Kohärenzprinzip nach Prigogine) über das degenerierende Chaosprinzip (Clausius) vorherrscht.

Ein hoher Anteil an Gemüse und Obst in der Nahrung ist der wirksamste Schutz gegen degenerative Leiden[301]. Die Empfehlungen der deutschen Gesellschaft für Ernährung DGE wurden dieser Erkenntnis angepasst[184]. Wir verweisen hier auf das Bircher-Benner Handbuch Nr. 4: Frischsäfte, Rohkost und Früchtespeisen.

Von grosser Bedeutung ist zusätzlich der hohe Gehalt der Rohkost an pharmakologisch wirksamen Substanzen, den so genannten sekundären Pflanzenstoffen (Phytochemicals), hier besonders derjenigen mit antioxydativer Wirkung. Wir haben gesehen, wie sehr der oxydative Stress durch Toxine, Hochfrequenzstrahlung und durch eine unphysiologische, den Gegebenheiten unserer biologischen Natur zuwiderlaufende Lebens- und Ernährungsweise im Zentrum der schädigenden Wirkungen auf die Nervenzellen (Neurone) steht. Die Diät soll ein ganz hohes antioxydatives Potential aufweisen, das die Eigenschaft besitzt, die freien Radikale abzufangen und zu neutralisieren. Jede pflanzliche Rohkostspeise hat ein hohes antioxydatives Potential, wenn die Pflanze zur Photosynthese fähig war. Doch sollen Pflanzen mit ganz besonders starker antioxydativer und damit regenerierender Wirkung ganz besonders berücksichtigt werden. Dies sind Nahrungsmittel mit hohem Gehalt an Flavonoiden und Carotinoiden. Flavonoide findet man besonders in den Randschichten von Früchten und Gemüsen. Darum gehen sie durch das Schälen von Gemüsen und Früchten grossenteils verloren. Die schützende Wirkung der Carotinoide (Xanthine) geht dagegen durch Kochen verloren[185].

Carotinoide
Dies sind rote und gelbe Farbstoffe in Früchten, Wurzeln, Blättern und Gemüsen.
Sie bekämpfen Krebs, modulieren das Immunsystem und wirken antioxydativ, indem sie freie Radikale neutralisieren. Freie Radikale sind hochreaktive Spaltprodukte des Wasser- oder des Stickstoff-Sauerstoffmoleküls, welche gesunde Zellen durch Mutationen in Krebszellen verwandeln.

Sauerstoffhaltige Carotinoide sind Lutein, Zeaxanthin und β-Cryptoxanthin. Sie kommen vor allem in gelben und roten Pflanzenteilen vor und sind relativ hitzestabil, so dass sie in gekochtem Zustand noch immer wirksam sind. Lutein ist ganz wichtig für die Netzhaut des Auges, deren

Zellen spezialisierte Nervenzellen des Gehirns sind.

Sauerstofffreie Carotinoide sind Lykopin, α-Carotin und β-Carotin. Sie überwiegen in grünen Pflanzenteilen und sind hitzeempfindlich. Darum geht ein wesentlicher Teil der antioxydativen und vor Krebs schützenden Wirkung der Carotinoide durch das Kochen von grünen Gemüsen verloren. Besonders reich an α-Carotin sind rohe Karotten und Kürbisse. Besonders reich an β-Carotin sind in unerhitztem Zustand: Aprikosen, Grünkohl, Spinat, Kürbisse und Karotten. Lykopin findet sich fast nur in Tomaten, Lutein und Zeaxanthin, die wichtig sind für die Netzhaut, ganz besonders in Grünkohl und Spinat, wo sie durch Kochen nur geringfügig zerstört werden. Rund 10 % der Carotinoide wirken als Provitamin A, das in das antioxydativ wirkende aktive Vitamin A umgewandelt wird.

Die Flavonoide
Sie wirken antioxydativ. Man findet sie ebenfalls in den Randschichten von Obst und Gemüse, aber auch in den Blättern. Gelbe Flavonoide, wie in gelben Früchten und Gemüsen enthalten, gaben diesen Substanzen den Namen (flavus = gelb). Die Flavonoidgruppe der Anthroziane geben rote, blaue und violette Farben, wie in Kirschen, Pflaumen, Beerenobst, Rotkohl und Auberginen. Besonders häufig ist das Flavonoid Quercetin enthalten. Sein Glycosid (an Zucker gebundenes Quercetin) wird als Rutin bezeichnet. Es kommt besonders in gelben Zwiebeln vor, dann abnehmend in Grünkohl, grünen Bohnen, Äpfeln, Kirschen und Brokkoli. Quercetin wird von der Darmflora metabolisiert. Es zerstört krebserzeugende Substanzen (Carcinogene)[302].

Die Flavonoide sind hochwirksame Antioxydantien. Darüber hinaus wirken sie gegen krankmachende Keime, gegen Krebs. Ganz wichtig für die Verhütung und Heilung neurodegenerativer Leiden ist ihre Eigenschaft zur Modulation des bei diesen Krankheiten entgleisten Immunsystems und ihre Wirkung gegen die Entzündungvorgänge im zerebralen Immunsystem der Mikroglia, welches die zerstörenden Vorgänge im Nervensystem unterhält. Zudem regulieren die Flavonoide die Durchlässigkeit der Blutkapillaren (Gefässpermeabilität)[301]. Sie ergänzen die Wirkungen des Vitamins C.

Flavonoide werden durch das Kochen nicht zerstört, jedoch durch die Lagerung. Gelagerte Winteräpfel enthalten aber immerhin noch 50 % an Flavonoiden. Im August enthalten Kopfsalat und Endivie 5-mal mehr Flavonoide als im April. In verarbeiteten Lebensmitteln findet man noch rund 50 % des Flavonoidgehaltes der frischen Ernte[186].

Polyphenole
Diese Stoffe (Phenole, Phenolsäuren, Hydroxyzimtsäuren, Kumarine, Flavonoide, Isoflavonoide, Lignane, Lignine u.a.) sind hochwirksame Antioxydantien. Sie schützen die Randschichten der Pflanzenteile und damit auch die inneren Anteile vor Oxydation. Besonders reichhaltig sind Grünkohl, Vollweizenkörner, Radieschen, Weisskohl, gefolgt von grünen und anderen Früchten, Nüssen und Kaffeebohnen. In der Karotte finden sich 85 % der Polyphenole in der Schale, bei Weizen der grösste Anteil in der Kleie. Vollkornweizen enthält 10-mal mehr Polyphenole als niedrig ausgemahlenes Weizenmehl. Bei Lagerung werden die Polyphenole allmählich oxydiert und verlieren ihre Wirkung. Werden Pflanzenteile braun oder schwarz, so sind die Polyphenole durch das Enzym Phenoloxydase zu toxischen Chinonen umgewandelt. Solche Pflanzenteile sind giftig und dürfen nicht mehr gegessen werden. Das Polyphenol Elagsäure induziert (aktiviert) in der Darmschleimhaut Entgiftungsenzyme (Phase II Enzyme) und verringert da-

durch krebsauslösende Substanzen (Carzinogene). Besonders reichhaltig an Elagsäure sind Walnüsse, gefolgt von Brombeeren und Himbeeren, Erdbeeren und Pecanüssen. Beim Kochen zu Marmelade gehen ¾ der Polyphenole der Beeren verloren. Polyphenole werden sehr rasch abgebaut. Deshalb schützen die frischen Früchte, Nüsse und rohen Gemüse nur unter der Bedingung, dass sie mehrmals täglich, also bei jeder Mahlzeit, gegessen werden.

Protease-Inhibitoren
Diese sekundären Pflanzenstoffe spalten Eiweisse in Aminosäuren auf. Protease-Inhibitoren der Pflanzen sind Ketten von ca. 100 Aminosäuren, die mit Disulfidbrücken (Schwefelverbinderungen) zusammengeheftet sind. Protease-Inhibotoren schützen nicht nur vor Krebs und Diabetes. Auch wirken sie antioxydativ und entzündungshemmend und damit degenerativen Vorgängen entgegen. Zur Verhütung und Bekämpfung neurodegenerativer Vorgänge sind auch sie von grosser Bedeutung.

Protease-Inhibitoren sind in frischen Sojabohnen, Mungobohnen, Gartenerbsen, ungerösteten Erdnüssen, Kartoffeln, Reis, Mais, Hafer und Weizen vorhanden. Im Tierversuch wirken sie antikanzerogen (krebsbekämpfend)[187].

Terpene
Dies sind Aromastoffe (Geruchs- und Geschmacksstoffe) der Pflanzen. Das Terpen Limonen aus Zitronen erhöht im Dünndarm und in der Leber die Aktivität von Entgiftungsenzymen, wie die Glutathion-S-Transferase. Das Limonen und das Carvon aus dem Kümmel sind im Tierversuch gegen Krebs wirksam[188]. Limonen des ätherischen Öls der Zitronen ist auch in hoher Dosis nicht toxisch. Darum eignet es sich besonders zur Bekämpfung der Neurodegeneration und von Krebs.

Sulfide
Die Schwefelverbindung der Sulfide geben der Zwiebel und dem Knoblauch den typischen Geruch. Das flüchtige (riechende) Knoblauchöl besteht aus verschiedenen Allylsulfiden. Die Hauptwirkung des Knoblauchs entfaltet das Allicin, sein typischer Geruchsstoff. Allicin besitzt starke Schutzwirkung gegen Oxydation, gegen die Wirkung freier Radikale. Dadurch sind sie zur Verhütung und Bekämpfung neurodegenerativer Leiden äusserst wertvoll.

Die Vitamine A, C, D, E, die Folsäure und die mehrfachungesättigten Pflanzenöle
Wie wir gesehen haben, sind die Blutspiegel der Vitamine A, C, D und E für die Verhinderung und Heilung neurodegenerativer Prozesse von grosser Bedeutung. Pflanzliche Frischkost ist sehr reichhaltig an Folsäure.

Das Vitamin B_{12} ist für die Umwandlung der Vorstufen der Folsäure in die aktive Form von grosser Bedeutung. Der Vitamin B_{12}-Spiegel muss undbedingt regelmässig überwacht werden und allenfalls durch geeignete Präparate an die obere Normgrenze gebracht werden. Die Vitamine D und E sind in kalt gepressten Pflanzenölen, wie Sonnenblumenöl, Distelöl, Rapsöl, Sesamöl, Walnussöl, Leinöl, Avocado u.a. enthalten.

Die mehrfach ungesättigten Pflanzenöle (PUFA) Omega-3 und Omega-6 wirken auf das Immunsystem ein. Darum ist es ganz wichtig, deren Verhältnis zu beachten, da oft das Verhältnis Omega-3 zu Omega-6 oft zu niedrig ist. Omega-6-Pflanzenöle wirken antioxydativ, regen aber Entzündungsvorgänge an, während Omega-3-Pflanzenöle bei ebenfalls stark antioxydativer Wirkung das Immunsystem dämpfen. Wir haben gesehen, dass bei neurodegenerativen Krankheiten übersteigerte Entzündungsvorgänge bei der Degeneration des Nervensystems von grosser Bedeutung sind. Deshalb empfehlen wir in jedem Fall die Einnahme von 3-mal täglich 3 Esslöffeln Leinöl. Warum Fischöle als Lieferanten von Omega-3-Ölen nicht mehr geeignet sind, wurde weiter oben erläutert. Vitamin D wird, zusammen mit Leinöl eingenommen, besser assimiliert.

Die pflanzliche Rohkost ist sehr reichhaltig an Vitamin C in hoher biologischer Verfügbarkeit.
Der Vitamin-D-Spiegel soll durch regelmässige Sonnenbestrahlung (20 Minuten für jede Körperseite ohne Sonnenschutzcreme, aber bei bedecktem Kopf und nicht während der drei Stunden höchsten Sonnenstandes) und wenn nötig durch Einnahme geeigneter Vitamin D-Präparate an die obere Normgrenze gebracht werden.

Die Darmflora und das enterale Immunsystem
Von ganz grosser Bedeutung ist die Wirkung der Rohkost zur Sanierung des Milieus im Magen-Darmtrakt. Wir haben gesehen, dass die Immunzellen für das Erlernen ihrer Kompetenz, körperfremde, toxische, schädliche Substanzen oder Keime von körpereigenen bzw. nützlichen und zuträglichen Substanzen und Keimen zu unterscheiden in den Lymphzellnestern der Darmschleimhaut (Payersche Plaques) sozusagen zur Schule gehen und dass nur ca. 10 % von ihnen als immunkompetente Zellen in den Körper auswandern, um dort ihre Aufgabe zu erfüllen.

Bei allen neurodegenerativen Krankheiten, ganz besonders bei der Multiplen Sklerose, sind Autoimmunprozesse an der Zerstörung des Nervensystems stark beteiligt. Die pflanzliche Nahrung, ganz besonders in lebendigem vitalem Zustand, saniert das Milieu im Magen-Darmtrakt relativ rasch und von Grund auf. Bei pflanzlicher Nahrung mit hohem Rohkostanteil werden die anaerob wachsenden, Fäulnistoxine erzeugenden Keime aus der Zeit eiweissreicher Ernährung allmählich durch eine Neubesiedlung mit aeroben, gesunden Darmbakterien verdrängt. Die Fehlbesiedlung vermindert sich und verschwindet innert einiger Monate schliesslich ganz. Nun werden wieder immunkompetente Lymphzellen herangebildet. Dadurch vermindern sich die Autoimmunprozesse zuverlässig und verschwinden schliesslich ganz, so dass sich die Entzündungsvorgänge im Nervensystem beruhigen. Wir verweisen hier auf das Bircher-Benner Handbuch Nr. 14 für Magen- und Darmkranke.

Empfehlungen für die Laborkontrollen für den behandelnden Arzt während der Diät

Vor Diätbeginn: grosses Blutbild, Senkung, CRP, Homocystein, Na, K, Selen, Zink, Serum-Albumin, GOT, GPT, Pankreasamylase, LDH, Vitamin A, D und B_{12}, TSH. Im Verlauf der Therapie empfehlen wir eine regelmässige Überwachung der Vitamin B_{12}- und Vitamin D-Spiegel und eine konsequente Substitution bis an die obere Normgrenze.

Tabelle zur Wirkung der Nahrungsmittel gegen neurodegenerative Krankheiten

	antioxydative und antidegenerative Wirkung	Entzündungshemmung	Immunmodulation
Apfel	+++[u]	++[u]	+++[u]
Aprikose	+++	++	++r+
Aubergine	+++	++	++
Avocado	+++		++
Beeren	+++	++	+++
Birnen	++	++[u]	+++[u]
Blaubeeren	+++	++	++++*
Blattsalat	+++		++
Fenchel	++	++	++
Granatapfel	+++	+++	++
Grapefruit	+++	+++	+++
Gurke	+++	++	++
Hülsenfrüchte	++		++++
Karotten	+++++	++[u]	+++++[u, roh]
Kartoffel	++	++[roh, m]	++
Kichererbsen			
Kiwi	+++	++	+++
Kleie	+++		
Knoblauch	+++++[roh]	+++++[roh]	+++++[roh]
Kohlarten	++++	++	++
Kokosnuss	++++	++	++
Kresse	+++		
Kürbis	+++		
Lattich	+++	++	+++
Lauch	++		
Leinöl, Leinsaat[roh]	+++++++[lip]	+++++[lip]	+++++[lip]
Litschi	+++	++	+++
Mais	+		
Mango	+++	++	
Meerrettich[roh]	++	++	++
Melone	+++	+++	+++
Nüsse	++		++++
Papaya	+++	++	+++
Paprikaarten	+++	++	+++
Passionsfrucht	+++	++	+++

	antioxydative und antidegenerative Wirkung	Entzündungshemmung	Immunmodulation
Pflanzenöle, mehrfach ungesättigte (PUFA)	+++++	lip	+++++[lip]
Retticharten	++++		+++
Rote Bete	+++	++	+++
Sellerie	++		+++
Soja	++[roh]		++++[roh]
Spinat	+++[roh]		++
Steinobst	++++	++	+++
Traube	+++	++	+++
Tomate	+++[roh]	++[roh]	+++[roh]
Vollgetreide	++		++[roh]
Zitrusfrüchte	+++		+++
Zwiebel	+++[roh]	++++[roh]	++++[roh]

u: Die Polyphenole befinden sich in der Haut von Obst und Gemüse, darum sollten diese nicht geschält werden. Bei der Lagerung von Früchten und Gemüsen gehen ca. 50 % der Wirkungen verloren.

lip: Öle mit mehrfach ungesättigten Fettsäuren (PUFA), Leinöl, Sonnenblumenöl, Sesamöl, Nussöl, Distelöl, Rapsöl, Traubenkernenöl u. a. dürfen nie erhitzt werden. Leinöl muss dunkel und gekühlt gelagert werden. Olivenöl enthält überwiegend einfach ungesättigte Fettsäuren und darf deshalb bis 170° C erhitzt werden. Leinöl moderiert das Immunsystem und wirkt deshalb chronischen Entzündungen entgegen. Ein Verhältnis der Omega-6-Öle zu Omega-3-Öl von 1:1 ist bei der diätetischen Therapie der neurodegenerativen Krankheiten anzustreben.

Tabelle zur allgemeinen Wirkung der Rohkosttherapie

Aus dieser Tabelle können allgemeine Indikationen und Wirkungen ersehen und bei der Behandlung berücksichtigt werden:

Zubereitungsformen	Behandlungsanzeigen	Wirkung	Dauer	Menge
Saftförmig: Obst, Rohgemüse Pflanzenmilch (Mandel Soja, Sesam) Vorzugsmilch, roh wenn verordnet: Zusätze von Vollgetreide- oder Leinsamenschleim (immer ⅓ des Saftes) oder Rahm und etwas Zitronensaft	Allgemeine Stoffwechsel-Überbelastung (Fastenindikation), Übergewicht Herz- und Kreislaufversagen, Magen-Darm-Entzündungen, Nierenentzündungen, Leberentzündungen, Akute Grippe (Fieber)	Entgiftend, entlastend, entwässernd (Herz- und Kreislaufentlastung), gefässdichtend, entzündungswidrig, basenüberschüssig, Förderung der Nahrungsökonomie, Sanierung des Darmmilieus, gewichtsreduzierend	1–28 Tage je nach ärztlicher Vorschrift Bei länger dauernden Fastenkuren: 1–3 Tage	600–800 g Frischsäfte (3–4 Gläser) 450–500 g Pflanzenmilch oder Kräutertee, 200–400 Kalorien

Zubereitungsformen	**Behandlungsanzeigen**	**Wirkung**	**Dauer**	**Menge**
Püriert (leichte Mengenvermehrung, Ölzugabe): Obst und Gemüse im Mixer gemixt (Gemüse mit Sauce, siehe Rezeptteil), Pflanzenmilch (Mandel, Soja, Sesam), Vorzugsmilch, Sauermilch, Buttermilch, Molke, Joghurt	Entzündungen im Verdauungssystem, Rekonvaleszenz	wie unter „saftförmig“: plus Zellulosegehalt (Anregung der Peristaltik), Ölzugabe	3–14 Tage je nach ärztlicher Vorschrift	ca. 1200 Kalorien Siehe Tagesmenü
Feingehackt: Obst und Gemüse fein geschnitten, gehackt (Saucen siehe Rezeptteil) Baumnüsse, Mandeln, Haselnüsse fein gerieben Zusatz: Pflanzen- oder rohe Vorzugsmilch, Buttermilch, Sauermilch, Molke, Joghurt Vollgetreide: fein geschrotet oder gekeimt	wie bei „püriert“ weitere Rekonvaleszenz	wie unter „püriert“: Fermentativ-peristaltische Wirkung durch Zellulose in gröberer Form, mehr Volumen, grössere Sättigung, Darmanregung	3–21 Tage je nach ärztlicher Verordnung	800–1200 Kalorien Siehe Tagesmenü
Normale Rohkost: Obst und Gemüse ganz oder zerkleinert (Birchermüesli) normal zubereitet (siehe Rezeptteil) Baumnüsse, Mandeln, Haselnüsse, Pinienkerne: ganz. Vollgetreide: geschrotet, gekeimt oder in Flocken. Vorzugsmilch roh, Butter- und Sauermilch, Molke, Joghurt	Allgemeine Umstimmung der Stoffwechsel-Reaktionslage Verstopfung Ekzeme und alle allergischen Erkrankungen Migräne Akne, Furunkulose Chron. Infektion und Infektanfälligkeit Arteriosklerose, hoher Blutdruck Vorbereitung und Nachbehandlung von Operationen Rheuma	Während Wochen und Monaten anwendbar, zwingt als gröbere Form zu vermehrtem Kauen und regt die Speicheldrüsentätigkeit an, mechanische Reinigung der Zähne	Durchschnittlich 1–6 Wochen oder 1–3 Tage pro Woche im Turnus mit Säftefasten, Rohkost mit Zulagen (siehe S. 75)	1200–1700 Kalorien Siehe Tagesmenü

Die praktische Anwendung der Rohkost-Therapie

In der Regel, d.h., wenn keine Niereninsuffizienz besteht, ist es am besten, die Diät mit der ersten Diätstufe, der Frischsäfte-Pflanzenmilchdiät zu beginnen, da diese zur raschesten Umstellung des Stoffwechsels und Darmmilieus führt. Dabei hat man kein Hungergefühl. Wir verweisen hier auf unser Bircher-Benner Handbuch Nr. 4 für Frischsäfte, Rohkost und Früchtespeisen, dessen Lektüre vor Diätbeginn wir empfehlen. Nach unterschiedlicher Dauer kann danach auf die zweite Diätstufe, die vegane Rohkostdiät übergegangen werden. Nach Beginn der Erkrankung ist diese Diätform am wirksamsten. Sie kann und soll während vieler Wochen angewendet werden. Später kann z.B. an den Wochenenden auf die dritte Diätstufe übergegangen werden, mit ⅓ warmen Speisen. Bewährt hat sich dabei auch ein zyklisches Vorgehen, mit Stufe I zum Beispiel am Montag, Stufe II während der Woche und Stufe III an den Wochenenden. Die hier nachfolgenden Speisezettel und Rezeptvorschläge haben sich über Jahrzehnte bewährt und entsprechen diesem Vorgehen.

Speisezettel

Menü-Zusammenstellungen bei verschiedenen Rohkost-Diätformen

Frischsaftfasten (Bett-Safttag):
Morgens und abends: 200 g Fruchtsaft
mittags: 200 g Fruchtsaft oder
200 g Gemüsesaft (Tomaten- oder Karottensaft oder gemischten Tomaten-, Karotten-, Spinatsaft)
Je nach der Jahreszeit
Orangen- und Mandarinensaft
Grapefruit-(Pampelmusen-)Saft
Beerensäfte
Traubensäfte
Zwetschgen- und Pflaumensäfte
Pfirsichsaft
Aprikosensaft
Kakisaft
Apfel- und Birnensaft (frischgepresst)
Diese Säfte können auch kombiniert werden, z.B. Beeren- mit Pfirsich- oder Aprikosensaft, Aprikosen- mit Orangensaft, Apfel- mit Birnensaft usw.

Je nach ärztlicher Verordnung kann das Frischsäftefasten ein bis mehrere Tage, ja zwei bis drei, selten bis vier Wochen, durchgeführt werden. Ärztliche Überwachung während des Fastens und des Wiederaufbaues danach ist wichtig (s. Tabellen S. 73, 74). Wird eine milde Wirkung des Fastens gewünscht, im Sinne der allgemeinen Entgiftung, der Entwässerung und Verjüngung, so kann innerhalb der Rohkostkur oder bei der Normalkost einmal wöchentlich ein strenger Fruchtsafttag eingeschoben werden, wenn völlige Ruhe, am besten Bettruhe, möglich ist. Ohne Ruhe während der ersten ein bis zwei Fastentage bleibt die volle Wirkung aus, weil sie durch Ermüdung und Hungergefühl gestört wird, und es kommt nicht zur richtigen Entspannung und Harnflut. Man lasse sich nicht abschrecken durch Reaktionen wie Kopfschmerzen, Übelkeit, Gliederschmerzen, Schwächegefühl (besonders nachmittags). Diese zeigen an, dass der Körper Entgiftungsarbeit leistet, so dass solche Tage Sinn und Zweck erfüllen. Man berichte die Beobachtungen jedoch dem Arzt.

2. Vollsaft-Tag:
Der Patient erhält eine hochwertige, relativ nahrhafte Nahrung. Diese Diätform kann eine Woche lang oder länger durchgeführt werden, mit Zusatz von Getreideschleimen auch während Wochen, falls starke körperliche und geistige Anstrengungen vermieden werden. Vollsaftperioden sind geeignet als Beginn einer Umstimmungskur, bei Entwässerungs- und

Abmagerungskuren und auch bei starker Verarmung des Organismus an Vitalstoffen, wie dies etwa bei chronischen Verdauungskrankheiten der Fall ist, wenn eine frischkostfreie Schonkost alter Schule vorangegangen ist. In solchen Fällen soll der Fruchtsaft zuerst mit ⅓ Leinsamen-, Gersten- oder Reis-Schleim verabreicht werden. Bei Entwässerungskuren muss regelmässig Urin und Gewicht gemessen werden und, wenn nötig, wassertreibender Tee (Solidago, Hagebutten) getrunken werden.

Morgens: 200 g Fruchtsaft
150 g Mandelmilch oder Joghurt
1 Tasse Hagebuttentee
Mittags: 200 g Fruchtsaft
150 g Mandelmilch oder Joghurt
150 g Gemüsesaft

Abends: wie morgens.

3. Früchte-Fasttage:
Das Früchtefasten kann das Bettsaftfasten (die strenge Form des Obstsaftfastentages) ersetzen, z.B. wenn man statt Schonung durch Zellulosefreiheit vor allem eine Stoffwechselumstimmung und Anregung des Darmes durch Zellulosegehalt wünscht. Das Sättigungsgefühl ist stärker, das Früchtefasten kann man deshalb tageweise auch ohne völlige Ruhe und länger durchführen. Die Wirkung des Säftefastens ist jedoch intensiver. Früchtefasten ist angezeigt bei Herzkrankheiten, chronischer Leberschwäche, Darmträgheit (Apfeltag bei akutem Durchfall, Erdbeertag bei Sprue und Unterleibsstauung. Dauer: 1–5 Tage; länger, wenn ärztlich verordnet).

Tagesmenü: 3 mal 200–250 g (bis 300 g) gewaschenes, frisches, ganz reifes, ungesüsstes Obst, z.B. Beeren, Zitrusfrüchte (Orangen, Grapefruit, Mandarinen), Trauben, Feigen, Melonen, Kaki.

Besondere Früchtefasten-Formen:
Apfeltag: 5–6 mal 1 grosser Apfel fein gerieben, bei akutem Magen-Darm-katarrh mit Durchfall.

Erdbeertag: 3–4 mal 200–250 g sehr reife Erdbeeren, ungesüsst, bei Sprue (besondere Form chron. Durchfalls) und Vitamin-C-Mangel.

Heidelbeertag: 3 mal 200–250 g Heidelbeeren, bei leichter Darminfektion. Leicht stopfend.

Brombeertag: 3 mal 200–250–300 g ganz reife Brombeeren. Besonders reich an Naturzucker und Vitamin C. Nahrhaft und leicht verdaulich.
Johannisbeertag: 3 mal 200–250 g (⅔ rote und gelbe, ⅓ schwarze). Bei Leberpatienten besonders erfrischend und durststillend. Vitamin-C-reich.

Kakitag: 2 kleine oder 1 grosse Kakifrucht 4 mal täglich. Sehr nahrhaft und reich an den Vitaminen C und B.

Traubentag (altbewährte Traubenkur): 750–1000 g sonnengereifte, möglichst ungespritzte Trauben auf 4–5 Mahlzeiten am Tag verteilt. Gut waschen und von Spritzresten reinigen (kurz in heissem Wasser spülen). Ganze Frucht essen. Vitaminarm, aber besonders nährend durch hohen Fruchtzuckergehalt. Leberschutz! Darmanregung durch Kerne. Dauer: 1–2 Wochen. Wenn ärztlich verordnet auch länger (bis 6 Wochen).

Feigentag: 3 mal 200 g frische Feigen. Darmanregend. Nahrhaft. Höchstens 1 Tag.

4. Rohkost-Menüs
Es folgen hier für jede Jahreszeit sieben Beispiele von Rohkost-Zusammenstellungen für die Mittagsmahlzeit. (Besonderer Wert ist auf harmonische Verteilung von Knollen-, Wurzel- und Blatt-Rohge-

müse zu legen, aber stets frisch und voll ausgereift.) Volles Tagesmenü folgt auf Seite 77.

a) Frühjahr:
1. Tag: Früchte – Nüsse (auch Dörrobst) – Radieschen — Fenchel – Kopfsalat
2. Tag: Früchte – Nüsse – Sellerieknollen – Tomaten – Kresse
3. Tag: Früchte – Nüsse – Karotten – Chicorée – Kopfsalat
4. Tag: Früchte – Nüsse – Rettich – Lattich – Kresse
5. Tag: Früchte – Nüsse – Randen (rote Bete) – Löwenzahn – Kopfsalat
6. Tag: Früchte – Nüsse – Blumenkohl – Spinat – Kresse
7. Tag: Früchte – Nüsse – Kohlrabi – Tomaten – Kopfsalat

b) Sommer:
1. Tag: Früchte – Nüsse – Rettich – Tomaten – Kopfsalat
2. Tag: Früchte – Nüsse – Karotten – Zucchetti – Kopfsalat
3. Tag: Früchte – Nüsse – Blumenkohl – Radieschen – Kopfsalat
4. Tag: Früchte – Nüsse – Kohlrabi – Kresse – Kopfsalat
5. Tag: Früchte – Nüsse – Bleichsellerie – Lattich – Kopfsalat
6. Tag: Früchte – Nüsse – mit Blumenkohl gefüllte Tomaten – Kopfsalat
7. Tag: Früchte – Nüsse – Rübchen – Gurken – Kopfsalat

c) Herbst:
1. Tag: Früchte – Nüsse – Sellerie – Tomaten – Endivien
2. Tag: Früchte – Nüsse – Randen (rote Bete) – Peperoni – Kopfsalat
3. Tag: Früchte – Nüsse – Schwarzwurzel – Spinat – Kopfsalat
4. Tag: Früchte – Nüsse – Blumenkohl – Feldsalat – Endivien
5. Tag: Früchte – Nüsse – Rübchen – Zucchetti – Kresse
6. Tag: Früchte – Nüsse – Rettich – Tomaten – Kopfsalat
7. Tag: Früchte – Nüsse – Sellerie – Gurke – Kopfsalat

d) Winter:
1. Tag: Früchte – Nüsse – Schwarzwurzel – Rotkohl – Endivien
2. Tag: Früchte – Nüsse – Sellerie – Cicorino rosso – Kopfsalat
3. Tag: Früchte – Nüsse – Karotten – Peperoni – Kopfsalat
4. Tag: Früchte – Nüsse – Randen (rote Bete) – Sauerkraut – Endivien
5. Tag: Früchte – Nüsse – Blumenkohl – Spinat – Feldsalat
6. Tag: Früchte – Nüsse – Tomaten – Chicorée – Kopfsalat
7. Tag: Früchte – Nüsse – Sellerie – Wirsing – Endivien

TAGESMENÜ

Frühstück

„Birchermüesli“	120–200 g
geriebene Mandeln oder Haselnüsse	20–30 g
Früchte	100–200 g
evtl. Hagebuttentee	1 Tasse

Wenn breiige oder flüssige Form erwünscht: Birchermüesli mit besonders fein zerriebenen oder gemixten Früchten, evtl. mit Rahm 100 bis 200 g – Mandelmilch (20–30 g Mandelmus) 150 g – Fruchtsaft – 1 Tasse Hagebuttentee.
Die angegebenen Mengen sind nur annähernd einzuhalten. Massgebend ist das natürliche Empfinden, das weder durch Reizmittel noch Gewohnheiten beeinträchtigt werden darf. Nur wo ganz knappe Ernährung beabsichtigt ist, soll das Hungergefühl durch anhaltendes Kauen und Einspeicheln, sowie durch verlangsamte Nahrungsaufnahme eingedämmt werden.

Mittagessen

Früchte oder	
Früchtekaltschale	150–250 g
Grüner Salat	50–100 g
Rohgemüseplatte	ca. 100–150 g
Nüsse aller Art	ca. 20 g
evtl. 1 Glas unvergorener	
Apfel- oder Traubensaft	200 g

oder

Fruchtsaft	ca. 100–200 g
Grüner Salat feingewiegt	ca. 50 g
Rohe Gemüse im Mixer verbreit	
oder passiert (Gurken, Tomaten)	100 g
Gemüsesaft (Spinat, Karotten usw.)	
mit etwas Rahm und Zitronensaft	100 g
Mandel- oder Sesammilch	ca. 200 g
Apfel- oder Traubensaft	200 g

Nachtessen

Birchermüesli	150–200 g
Nüsse	20–30 g
Früchte	100–200 g
evtl. Hagebuttentee	1 Tasse

oder

Birchermüesli	150–200 g
Mandelmilch ca.	200 g
Fruchtsaft ca.	200 g
evtl. Hagebuttentee	1 Tasse

5. Übergangs- und Normalkost

Wenn die Patienten seit mindestens einem Jahr rückfallfrei sind, kann man der Rohkost ein Drittel gekochte Nahrung beifügen, zunächst rein vegan. Nach zwei Jahren dürfen vorsichtig und sparsam weitere Zulagen von Milchprodukten und Ei gegeben werden. Wichtig ist, dass zwischendurch immer wieder Rohkostphasen eingebaut werden.

Beim Kapitel „Rezepte" sind die mit einem * bezeichneten Speisen nicht vegan.

Beispiel eines Übergangstages

Morgens und abends:
Genau wie am Rohkosttag

Mittags:
Früchte, Nüsse, Rohgemüseplatte,
2 dl Gemüsebouillon,
2 Backkartoffeln (siehe Rezepte Seite 97)

Beispiel für einen Normalkost-Tag

Frühstück:
Birchermüesli mit geriebenen Nüssen
2 Stück Vollkornbrot oder Knäckebrot
evtl. etwa 15 g Butter
Früchte
Kräutertee oder Milch oder Joghurt

Mittagessen:
Früchte
Rohgemüse: Blumenkohl, Spinat, Kopfsalat
Kartoffelsuppe
Gedämpftes Tomatengemüse
Vollreis, nur mit frischer Butter, ohne Käse, schwach gesalzen

Abendessen:
Wie Frühstück, evtl. Hagebuttenkonfitüre oder Honig als Brotaufstrich

Rezepte

Die mit einem * bezeichneten Rezepte sind nicht vegane Speisen. Sie dürfen erst nach zwei rückfallfreien Jahren in den Menü-Plan eingebaut werden. Auch einzelne nicht vegane Zutaten, die man allenfalls weglassen oder ersetzen kann, sind mit einem * versehen.

Säfte

Säfte sind Rohnahrung in mechanisch verfeinerter Form als zusätzliche spezielle Anreicherung und bei Verbot grober Bestandteile (Zellulose). Man vergesse jedoch nicht, dass die unzerkleinerte Frischkost höherwertig ist und durch Säfte auf Dauer nicht ersetzt werden kann.

Für die Zubereitung von Säften werden die Rohgemüse gründlich gereinigt, mit einer Handpresse oder elektrischen Zentrifuge gepresst und sofort serviert. Jedes Stehenlassen bedeutet Werteverlust.

Wird eine kleine Handpresse verwendet, müssen Früchte und Gemüse zerkleinert werden. Äpfel, Birnen und alle Knollengemüse fein raffeln, Blattgemüse und Kräuter fein wiegen.
Im Reformhaus gibt es hochwertige Trauben-, Frucht- und Gemüsesäfte.

Fruchtsäfte
Ungemischte Fruchtsäfte (ohne jeglichen Zusatz):
Orangen, Mandarinen, Grapefruits, Äpfel, Birnen, Trauben, Erdbeeren, Heidelbeeren, Johannisbeeren, Cassis, Himbeeren, Pfirsiche, Aprikosen, Pflaumen, Mango, Kaki, Kiwi.

Gemischte Fruchtsäfte:
Z. B. Orangen, Mandarinen, Grapefruits, Kaki oder Beerensaft mit Apfelsaft oder Beerensaft mit Pfirsich-, Aprikosen- oder Pflaumensaft oder geschlagene Bananen mit Orangen-, Beeren-, Pfirsich-, Mango- oder Aprikosensaft.
Beigaben je nach Wunsch oder Vorschrift: Zitronensaft, Honig, Ahornsirup, Fruchtkonzentrat, Mandelmilch (nur wenn der Patient auch magenkrank ist), Leinsamen-, Reis- oder Gerstenschleim.

Gemüsesäfte
Frisch verabreicht weisen sie einen hohen Mineral- und Vitamingehalt auf. Jeder Saft hat seinen speziellen Wert.

Ungemischte Gemüsesäfte:
Tomaten, Karotten, Randen (Rote Beete), Rettich, Kohl, Sellerie, Kartoffeln, sämtliche Blatt-, Knollen- und Wurzelgemüse.
Im Frühling Blutreinigungskur mit Brennnessel-, Sauerampfer- und Löwenzahnsaft.

Gemischte Gemüsesäfte:
Karotten, Tomaten, Spinat zu gleichen Teilen (schmeckt vorzüglich)
Tomaten und Karotten
Tomaten und Spinat
Andere Mischungen (und Cocktails) können nach eigenem Geschmack kombiniert werden.
Abwechslungsweise Sauerampfer, Brennnessel, Schnittlauch, Petersilie, Zwiebeln, zarte Sellerieblätter oder Knollen und andere Kräuter mitpressen.

Beigaben pro Glas (1½–2 dl): etwas Zitronensaft, evtl. etwas Fruchtkonzentrat. Evtl. Leinsamen-, Reis- oder Gerstenschleim. Es können auch andere Blattgemüse oder Salate verwendet werden, z.B. Weisskraut, Kohl, Kopfsalat, Endivien, Feld(Nüssli)salat, Lattich, Löwenzahn.

Kartoffelsaft
Gut gereinigte, evtl. geschälte Kartoffeln (keine unreifen, angegrünten oder gekeimten) verwenden. Zubereiten wie Karottensaft. Schmeckt nicht sehr angenehm und wird nur nach ärztlicher Vorschrift angewendet.

Schleim als Zusatz zu Säften
Der Schleim wird den Rohsäften zu ⅓ beigemischt; er neutralisiert die Schärfe des Frucht- oder Gemüsegeschmacks, ist aber nur anzuwenden, wenn der Patient auch magenkrank ist. Das Tagesquantum kann einmal täglich zubereitet und in der Thermosflasche bis zum Gebrauch aufbewahrt werden.

Reis- oder Gerstenschleim:
1 gehäuften Teel. Reis- oder Gerstenvollkornmehl mit 2 dl kaltem Wasser anrühren und unter ständigem Rühren 5 Min. kochen. Erkalten lassen.

Leinsamenschleim:
1 Essl. Leinsamen waschen, in 2 dl Wasser 10 Min. kochen, absieben und erkalten lassen.

Birchermüesli

Alle Rezepte sind für 1 Person berechnet.

Das Apfelmüesli
Das Original-Apfelmüesli, wie es Dr. Bircher seinerzeit erfunden und tausendfach erfolgreich an seinen Patienten angewendet hat, ist auch nach unserer langjährigen Erfahrung die beste Diätspeise geblieben.

Am besten eignen sich für das Müesli die sauren, weissfleischigen, saftigen Äpfel, z.B. Kläräpfel, Gravensteiner, Sauergrauech, Menznauer Jäger, Jonathan, Ontario, Rubinette, Glockenäpfel, Braeburn, Topas, Champagner-Reinetten, Cox-Orange.
Bei der Verwendung von trockeneren und faden Apfelsorten kann das Aroma angereichert werden mit etwas frisch abgeriebener Schale von ungespritzten Orangen oder Zitronen oder auch mit Orangensaft oder mit etwas Hagebuttenmus oder frisch geriebenem Ingwer.

Apfelmüesli mit Joghurt oder Sauer- oder Buttermilch*
1 Essl. Haferflocken
3 Essl. Wasser
1 Essl. Zitronensaft
2 Essl. Bifidus-Joghurt oder
Bifidus-Sauer- oder Buttermilch
1 Teel. Honig
200 g Äpfel
1 Essl. Haselnüsse oder Mandeln, gerieben

Die Haferflocken 12 Stunden (fürs Frühstück über Nacht) einweichen. Haferflocken mit Joghurt oder Sauermilch und Honig zu glatter Sauce rühren. Die gewaschenen, von Stiel und Fliege befreiten Äpfel auf der Bircherraffel direkt in die Sauce reiben und öfters umrühren, damit das Müesli appetitlich weiss bleibt. Die Nüsse darüberstreuen und sofort servieren. Nie stehen lassen.

Varianten: Statt Haferflocken können Weizen-, Reis-, Gerste-, Roggen-, Hirse-, Buchweizen- oder Sojaflocken verwendet werden, evtl. auch mit Hefeflocken gemischt (Anreicherung mit Vitamin B).

Andere Variante: 1 Teel. eingeweichte Haferflocken mischen mit 1 Teel. Getreidekörner (24 Std. in Wasser einweichen, dann auf ein Sieb leeren, kalt abspülen, ganz, geschrotet oder gemixt).

Apfelmüesli mit Mandel- oder Sesampüree (vegan) (Grundrezept)
1 Essl. Haferflocken
3 Essl. Wasser
½ Essl. Zitronensaft
1 Essl. Mandel- oder Sesampüree
1 Essl. Honig
3 Essl. Wasser
200 g Äpfel
1 Essl. Haselnüsse oder Mandeln, gerieben

Haferflocken 12 Stunden einweichen. Zitronensaft, Püree, Honig und Wasser mit dem Schwingbesen zu einer sämigen Sauce rühren, Haferflocken beifügen und Äpfel (wie im Grundrezept beschrieben) daruntermischen. Nüsse darüberstreuen, sofort servieren.

Apfelmüesli mit Rahm*
(Speziell angereichertes Rezept bei erwünschter Gewichtszunahme. Für Diabetiker ohne Honig und ohne Haferflocken. Für Diabetiker bei fettarmer Kost mit ungezuckerter Kondensmilch)
1 Essl. (8 g) feine Haferflocken
3 Essl. Wasser
½ Essl. Zitronensaft
3–4 Essl. Rahm
1 Essl. Honig
200 g Äpfel
1 Essl. Haselnüsse oder Mandeln, gerieben

Zubereitung wie Grundrezept.

Müesli mit Beeren oder Steinobst
(besonders reich an Vitamin C)
Zubereitung einer Mandel- oder Sesampüree-Sauce oder Joghurt-Sauce. Zuletzt beifügen:
150–200 g Erdbeeren oder Himbeeren, Heidelbeeren, Johannisbeeren, Cassis oder Brombeeren, mit der Gabel leicht zerdrückt
oder
150–200 g Zwetschgen, Pfirsiche oder Aprikosen, entsteint und durch die Hackmaschine getrieben oder mit dem Messer feingeschnitten.

Müesli mit verschiedenen Früchten
Folgende Kombinationen schmecken besonders gut:

Erdbeeren und Himbeeren
Erdbeeren, Himbeeren und Johannisbeeren
Erdbeeren und Äpfel
Brombeeren und Äpfel
Äpfel mit feingeschnittenen Orangen- und Mandarinenschnitzen
Äpfel und Bananen
Äpfel und Pfirsiche
Sauce: Mandelpüree- oder Sesampüree-Sauce oder Joghurt-Sauce.
Nur frische Früchte, keinesfalls Früchte aus der Dose (Fruchtsalat etc.!) verwenden.

Müesli mit getrockneten Früchten
Stehen einmal keine frischen Früchte zur Verfügung, kann man das Müesli auch mit Dörrobst (Äpfel, Aprikosen, Zwetschgen, Birnen) zubereiten. 100 g getrocknete Früchte werden gewaschen, 12 Std. in kaltem Wasser eingeweicht und durch die Hackmaschine getrieben. Mit Mandelpüree- oder Sesampüree-Sauce oder Joghurtsauce vermengen. Bei Dörrobst soll man unbedingt auf gute Qualität ohne Konservierungs- und Bleichmittel achten, sonst könnten Magen- und Darmstörungen auftreten.

Müesli mit Kondensmilch*
Sollten einmal weder Mandel- oder Sesampüree noch Frischjoghurt vorrätig sein, so kann das Müesli auch mit Kondensmilch nach dem Originalrezept zubereitet werden. Nachteil: Die Kondensmilch ist meist gezuckert.

Früchte-Frischkorn-Speisen

Frischkornschrotbrei mit Banane
2 Essl. Getreideschrot
½ Banane
1Teel. Honig
Zitrone nach Geschmack

Getreideschrot 12 Stunden einweichen, dann mixen. Die Banane mit der Gabel zerdrücken und beifügen. Mit Honig und Zitronensaft abschmecken. Sofort servieren.

Frischkornschrot mit Beeren
1 gestr. Essl. frisch geschrotetes Vollkorn (Weizen, Roggen,
Hafer)
1 Essl. Wasser
1 Essl. Honig
Zitronensaft nach Belieben
100 g Beeren (irgendwelcher Art)

Schrot ca. 6 Std. einweichen. Beeren mit dem Holzlöffel zerdrücken oder mixen und zusammen mit Honig und Zitronensaft unter den Schrot mischen.

Frischkornschrot mit Orangensaft
1 gestr. Essl. frisch geschrotetes Vollkorn (Weizen, Roggen, Hafer)
1 Essl. Wasser
1 Essl. Honig
1 dl Orangensaft
1 Essl. geriebene Nüsse

Getreideschrot ca. 6 Std. einweichen. Honig, Orangensaft und Nüsse daruntermischen.
Der Frischkornschrot kann auch ungemixt, nur eingeweicht daruntergemischt werden.

Gekeimte Getreidekörner
Besonders hoher Gehalt an Vitamin E- und B-Gruppe. Wirken allgemein kräftigend.
1. Tag, abends: Körner im Sieb unter dem fliessenden Wasser waschen, in ein Schüsselchen geben. Mit Wasser überdecken. Zimmertemperatur, Ofennähe.
2. Tag, morgens: Abspülen und auf flachem Teller trocken ausbreiten. Zimmertemperatur, Ofennähe.
Abends: In das Schüsselchen geben und mit Wasser überdecken. Zimmertemperatur, Ofennähe.
3. Tag, morgens: Abspülen und auf dem Teller trocken ausbreiten.
Abends: In das Schüsselchen geben und mit Wasser überdecken. Zimmertemperatur, Ofennähe.
Am 4. Tag sollten die Körner 1–2 cm lange Keime entwickelt haben und sind so genussbereit.

Einfacher ist die Zubereitung gekeimter Getreidekörner in den praktischen Keimapparaten, die in verschiedenen Grössen erhältlich sind.
Gekeimte Getreidekörner eignen sich zur Zubereitung von Müesli, aber auch als Zulage zu Salaten und Rohgemüse.

Kaltschalen

Kaltschale
1 Essl. Honig
1 Teel. Agar-Agar-Pulver
1–1,5 dl Wasser
2 Pfirsiche
oder Beeren
oder Steinobst
oder Kernobst

Honig mit Agar-Agar aufkochen, bis sich das Pulver ganz aufgelöst hat. Pfirsiche fein schneiden und mit etwas Zitronensaft übergiessen, damit sie nicht braun werden. Beeren ganz lassen, Steinobst und Kernobst zerkleinern.
Die Sauce über die frischen Früchte giessen und erkalten lassen.

Milcharten

Mandelmilch
Vegetabile Eiweiss-Öl-Nahrung, reich an wertvollen ungesättigten Pflanzenölen, einschleimend, lindernd

1 Essl. Mandelpüree
1 ½ Teel. Honig
1 ½ dl Wasser und
½ dl Obstsaft (bewirkt eine leichte Eindickung)

Mandelpüree und Honig mit dem Schneebesen verrühren und das Wasser tropfenweise zugeben. Zum Schluss den Obstsaft beifügen.

Mandelmilch aus frischen Mandeln
Besonders leicht verdaulich

1 ½ Essl. Mandeln, geschält (keine bitteren!)
1 Teel. Honig
1 ½ dl Wasser

Mandeln, Honig und Wasser im Mixer mischen, evtl. zusätzlich passieren.

Pinienkernmilch
sehr reich an leicht verdaulichen, den Stoffwechsel schonenden vegetabilen Ölen und Eiweiss

1 ½ Essl. Pinienkerne, gewaschen
1 Teel. Honig
1 ½ dl Wasser

Zubereiten wie Mandelmilch.

Sesammilch
Reich an hochwertigen Fettsäuren

2 dl Wasser (kalt oder warm)
1 gestr. Essl. Sesampüree
1 Teel. Zitronensaft
1 Teel. Honig

Sesampüree und Honig mit dem Schneebesen verrühren und das Wasser tropfenweise zugeben. Zum Schluss den Zitronensaft beifügen.

Sesamrahm
Wie Sesammilch, aber mit weniger Wasserzusatz. Als Rahmersatz bei gekochten Gerichten und bei Desserts.

Sesamfrappé
Wie Sesammilch oder Sesamrahm mit Beigabe von Obstsaft, Süssmost, Obstkonzentraten.

Sojamilch
1 Tasse Sojabohnen
7 Tassen Wasser
1 Essl. Fruchtzucker
Wasser

Sojabohnen waschen und trocknen, in einer Mandelmühle mahlen. 2 Std. einweichen, dann 20 Min. im Einweichwasser unter ständigem Rühren kochen und passieren. Wasser beifügen bis zur Konsistenz der Kuhmilch. Fruchtzucker zugeben und erkalten lassen. Im Reformhaus ist Sojamilch im Tetrapack erhältlich.

Rohgemüse und Salate

Bei der Zubereitung von Rohgemüsen und Salaten beachte man drei Punkte:

1. Frischheit und Qualität
Für alle Diäten und für eine vollwertige Alltagsernährung sollen nur sonnengereifte, biologisch gezüchtete Gemüse und Salate verwendet werden. Sie sind nicht nur gesundheitlich, sondern auch geschmacklich am besten. Heute ist das Angebot aus biologisch geführten Betrieben mit Qualitätsgarantie sehr gross; auch in Supermärkten wird Biogemüse angeboten. Natürlich ist es besonders schön, Gemüse und Salate aus dem eigenen Garten zu gewinnen. Kräuter und Tomaten lassen sich auch auf dem Balkon ziehen. Man wähle junge, zarte Blattsalate

und Wurzelgemüse, nicht gebleicht, ohne welke Blätter oder angefaulte Strünke. Für eine Heildiät ist es besonders wichtig, nur ganz frische und qualitativ erstklassige Pflanzen zu verwenden.
Rohgemüse werden direkt vor dem Essen zubereitet und immer sofort mit der Sauce vermischt. Beim Stehenlassen an der Luft nimmt der Vitamingehalt der zerkleinerten Gemüse und Salate deutlich ab.

2. Gute Reinigung
Biologisch und ohne Jauchedüngung angebaute Gemüse enthalten keine Wurmeier. Trotzdem müssen alle frischen Pflanzen gründlich und sorgfältig gereinigt werden. Dabei ist zu bedenken, dass wasserlösliche Substanzen wie Vitamin C, Vitamine der B-Gruppe und Mineralstoffe im Wasser ausgelaugt werden.

3. Harmonische Zusammenstellung
Jeder Salatteller soll wenn möglich aus dem Dreiklang: Wurzel-Frucht-Blatt bestehen. Besonders grüner Blattsalat gehört in der Heildiät immer dazu. Bei den Saucen ist Abwechslung für die verschiedenen Zutaten der Rohkost erwünscht. Ein farblich schön zusammengestellter Salatteller erfreut nebst dem Gaumen auch das Auge und regt den Appetit an. Kleine Garnituren aus Kräutern, Radieschen, jungen Karotten oder Oliven machen das Rohgemüsegericht noch farbenfroher und festlicher. Die Dreizahl sollte jedoch im Alltag pro Mahlzeit nicht überschritten werden; ein übertriebenes Vielerlei kann die Verdauung stören.

Reinigung der Blattgemüse
Bei Kopfsalat, Endivien, Lattich, Eisberg und ähnlichen Grünblattsalaten, bei Weisskraut, Kohl und Rotkraut usw. die Blätter auseinandernehmen und einzeln unter dem laufenden Wasser sorgfältig reinigen. Mehrere Male nachspülen und gut ausschwingen.
Kleinblättrige Salate wie Feld- (Nüssli-) und Schnittsalat, Spinat, Löwenzahn, Kresse, Rucola, Cicorino und Rosenkohl mehrmals in kleinen Portionen durchspülen, Würzelchen und zähe Stiele entfernen.
Chicorée und Cicorino halbieren, äussere Blätter entfernen und gut durchspülen.

Reinigung der Wurzelgemüse
Sellerie, Karotten, Rettich, Radieschen, Randen, Kohlrabi, Schwarzwurzeln. Mit einer Bürste unter dem laufenden Wasser reinigen, schälen und sofort in die fertige Sauce raffeln oder hobeln und gut mischen, damit die Gemüse ihre frische Farbe nicht verlieren.

Reinigung der Gemüsefrüchte
Tomaten waschen und in Schnitze oder Scheiben schneiden. Gurken schälen und kleinschneiden oder hobeln. Biologisch gezogene junge Gurken brauchen nicht geschält zu werden.
Für Salate nur junge, zarte Zucchetti verwenden, gut waschen, nicht schälen, in Ringe oder Stäbchen schneiden.
Grüne und gelbe Peperoni (Paprikaschoten) sind weniger scharf als die roten. Waschen, halbieren, Kerne entfernen und kleinschneiden. Leider stammen heute Peperoni fast ausschliesslich aus Hors-sol-Anbau.
Blumenkohl und Broccoli in grössere Stücke zerlegen, rüsten und gründlich unter laufendem Wasser reinigen.
Stangensellerie waschen, schälen, zähe Teile wegschneiden.
Lauch und Fenchel halbieren, rüsten und unter der Brause waschen.

Salatsaucen

Verwenden Sie die verschiedenen Saucen je nach ärztlicher Vorschrift.

Ölsauce (mild)
1 Essl. Öl (Raps-, Sonnenblumen- oder Olivenöl aus erster Kaltpressung, Distelöl, Baumnussöl)

1 Teel. Zitronensaft oder biol. Obstessig
Knoblauch, gepresst
1 Teel. frische oder 1 Messerspitze
getrocknete Kräuter

Alle Zutaten vermischen und die Sauce sämig schwingen. Sehr schmackhaft wird die Sauce durch einen Spritzer Sojasauce oder Kelpamare.
Diese klassische Salatsauce passt zu allen Blattsalaten (Kopfsalat, Lattich, Kresse usw.) und Fruchtsalaten (Tomaten, Gurken usw.)

Quarksauce*
1 Essl. Magerquark
3 Essl. Buttermilch
½ Teel. Zitronensaft
frische, feingehackte Kräuter

Alle Zutaten mit dem Schwingbesen gut vermischen.
Passt besonders gut zu Wurzelgemüsen (Karotten, Sellerie, Rettich usw.)

Joghurtsauce*
(für die fettarme Diät)
2–3 Essl. Joghurt
einige Tropfen Zitronensaft
evtl. etwas Zwiebeln, gerieben
evtl. Knoblauch, durchgepresst
1 Teel. frische oder 1 Messerspitze
getrocknete Kräuter

Alle Zutaten mit dem Schwingbesen gut vermischen.
Eine erfrischende Sauce zu Kresse oder Spinat, zu Fruchtsalaten (Tomaten, Gurken) und zu Wurzelgemüsen (Kohlrabi, Rettich, Radieschen).

Rahmsauce*
2 Essl. Sauerrahm
1 Teel. Magerquark
1 Teel. Zitronensaft
ganz wenig Pfeffer
1 Teel. frische oder 1 Messerspitze
getrocknete Kräuter

Mit dem Schwingbesen alle Zutaten gut vermischen.
Passt zu fast allen Wurzel- und Fruchtsalaten. Zur Abwechslung kann man den Zitronensaft durch Orangensaft ersetzen, gibt der Rohkost eine neue Note. Zu Sellerie-, Randen- (Rote Bete) oder Chicoréesalat kann man dieser Sauce etwas frischgeriebenen Meerrettich beifügen, schmeckt sehr anregend.

Mandelpüree- oder Sesampüree-Sauce
(mild)
1 Essl. Mandel- oder Sesampüree
3 Essl. Wasser
1 Teel. Zitronensaft
evtl. Knoblauch, durchgepresst
1 Teel. frische oder 1 Messerspitze
getrocknete Kräuter

Sesam- oder Mandelpüree mit dem Wasser langsam glattrühren und dann die übrigen Zutaten dazugeben.
Diese sehr schmackhafte Sauce passt ausgezeichnet zu Wurzelgemüsen.

Mayonnaise klassisches Rezept*
für 4 Personen:
1 Eigelb
1 Essl. Zitronensaft
2 dl Öl
Zwiebel, Kräuter, wenig Kelpamare

Das Eigelb mit einigen Tropfen Zitronensaft gut verquirlen. Unter gleichmässigem Rühren mit dem Schwingbesen das Öl tropfenweise beifügen. Wird die Mayonnaise zu dick, mit etwas Zitronensaft verdünnen. Zuletzt nach Belieben würzen.

Für 1 Portion:
1 Essl, Mayonnaise
1 Teel. Zitronensaft
1 Teel. frische oder
1 Messerspitze getrocknete Kräuter

Alles gut vermischen.

Mayonnaise aus Soja-Vollkornmehl statt Ei (mild)
(ergibt 6–8 Portionen)
2 Essl. Soja-Vollkornmehl
6 Essl. Wasser
2 dl Öl

Soja-Vollkornmehl und Wasser zu einer glatten Masse verrühren, Öl langsam unter ständigem Rühren mit dem Schwingbesen beifügen.
Die Mayonnaise kann im Kühlschrank ein paar Tage aufbewahrt werden.

Für 1 Portion braucht man:
1 Essl. Mayonnaise
1 Teel. Zitronensaft
evtl. etwas Senf
1 Teel. frische oder 1 Messerspitze getrocknete Kräuter

Alle Zutaten gut vermischen.
Mayonnaise ist eine beliebte Sauce zu vielen Fruchtsalaten und Wurzelgemüsen.

Rohgemüse, gemischt
Chicorée mit Tomatenwürfelchen – Ölsauce oder Mayonnaise
Peperoni und Fenchel – Ölsauce
Fenchel, Chicorée und Tomatenwürfelchen – Mayonnaise*
Fenchel und Karotten – Rahmsauce oder Mayonnaise*
Blumenkohl und Karotten – Rahmsauce oder Mayonnaise*
Tomaten und Peperoni – Ölsauce

Tomaten roh, gefüllt
mit Gurken – Ölsauce
mit Sellerie – Rahmsauce*
mit Blumenkohl – Rahmsauce*

Sauerkrautsalat
Sauerkraut ist ein besonders wertvolles Rohgemüse, vor allem im Winter. Es ist roh leichter verdaulich als gekocht und wirkt galletreibend und desinfizierend. Verwenden Sie nach Möglichkeit das salzarme Bio-Sauerkraut. Eine Beigabe von kleingeschnittenem rohem Sauerkraut kann Geschmack und Bekömmlichkeit von gedämpftem Sauerkraut wesentlich verbessern. Für einen Salat wird Sauerkraut gelockert und kleingeschnitten, mit einigen Kümmelkörnern oder gemahlenem Kümmel, 3–4 zerkleinerten Wacholderbeeren, gehackter Zwiebel und einem in kleine Streifen geschnittenen Apfel oder kleingewürfelter frischer Ananas vermischt. Als Sauce wählt man Ölsauce. Dazu passen besonders gut Ackersalat (Rapünzchen) und ein rohes Wurzelgemüse.

Gemixte – pürierte Rohgemüse
Schreibt der Arzt „pürierte Kost“ vor, so können gewisse Rohgemüse im Mixer zusammen mit der Sauce gemixt werden. Dies als Übergang von saftförmiger zu normaler Rohgemüsenahrung. Die pürierten Gemüse müssen sofort nach dem Mixen löffelchenweise genossen werden.

Beispiele:
1 Tomate 70 g,
1 Handvoll Spinat 30 g,
1 kleine Karotte 70 g,
eine Messerspitze Majoran,
mit Ölsauce

1 Tomate 70 g,
1 Handvoll Kopfsalat 20 g,
1 kleines Stück Sellerie 20 g,
mit Ölsauce
(als Gewürz Liebstöckel)

Randen (rote Bete) 30 g,
Zucchetti 40 g,
Kopfsalat 20 g,
mit Rahmsauce
(als Gewürz Dill)*

Sellerie 40 g,
Karotten 40 g,
Spinat 20 g,
Mandelpüreesauce
(als Gewürz Rosmarin).

Vorschläge für passende Saucen zu Salaten und Rohgemüse

Kopfsalat	nicht zerkleinern	Ölsauce	Schnittlauch, Zwiebel
Schnittsalat	nicht zerkleinern	Ölsauce	Schnittlauch, Zwiebel
Endivien	1 cm breite Streifen schneiden	Ölsauce	Zwiebel, Petersilie
Feldsalat	nicht zerkleinern	Ölsauce	Zwiebel, Petersilie
Kresse	nicht zerkleinern	Joghurtsauce	Schnittlauch
Spinat	½ breite Streifen schneiden	Joghurtsauce	Pfefferminze
Kohlsalate: Weisskraut, Sauerkraut, Rosenkohl, Wirsing	hobeln, in feine Streifen schneiden	Ölsauce oder Mayonnaise	Liebstöckel, Thymian, Bohnenkraut, Kümmel
Tomaten	in Scheiben oder Würfel schneiden	Ölsauce oder Joghurtsauce	Basilikum, Thymian, Origano
Gurken	hobeln	Ölsauce	Dill
Fenchel	mit Messer fein schneiden	Rahmsauce oder Ölsauce	Dill, Schnittlauch, Petersilie
Peperoni	in feine Streifchen schneiden	Ölsauce oder Mayonnaise	Schnittlauch
Rettich	hobeln oder raffeln	Quarksauce	Schnittlauch, Petersilie
Radieschen	hobeln oder fein schneiden	Joghurtsauce	Schnittlauch, Petersilie
Stangensellerie	fein schneiden	Ölsauce oder Mandelpüreesauce	Schnittlauch, Thymian
Zucchetti	auf grober Raffel raffeln oder in Scheiben schneiden	Ölsauce oder Mandelpüreesauce	Dill, Borretsch, Basilikum
Rübchen	fein raffeln	Joghurt- oder Orangensauce	Schnittlauch, Liebstöckel
Sellerie	fein raffeln	Rahmsauce	Ingwer
Randen	fein raffeln	Rahmsauce	Meerrettich
Blumenkohl, Broccoli	Röschen kurz abschneiden, Storzen raffeln	Knoblauchsauce	Schnittlauch
Chicorée	1 cm breite Streifen schneiden	Rahmsauce	Estragon, Petersilie
Topinambur	raffeln	Mayonnaise	Majoran, Thymian
Kohlrabi	hobeln oder raffeln	Joghurtsauce oder Rahmsauce	Thymian, Liebstöckel
Rotkraut	hobeln oder fein schneiden	Mandelpüreesauce	etwas geraffelter Apfel, Kümmel, Liebstöckel

Schnittlauch, Petersilie und Zwiebeln können nach Geschmack und mit Mass jedem Rohgemüse zugefügt werden.

Gekochte Speisen

Diese Speisen werden nach der ersten Heilungsphase, d.h. nach den ersten beiden Diätstufen der Rohkost angewendet. Dabei muss weiterhin jede Mahlzeit unbedingt mit Rohkost begonnen werden. Auch sollen, besonders in den Sommermonaten, wo dies leicht fällt, immer wieder Frischsaft- und Rohkosttage eingeschaltet werden. Die nachfolgende Kochkost soll in der Menge nicht mehr als ⅓ der zuvor genossenen Rohkost ausmachen.

Rezepte, die tierisches Eiweiss und Fett enthalten sind mit einem Stern (*) bezeichnet. Geht es um die Verhütung neurodegenerativer Krankheiten, dürfen auch diese angewandt werden. Leidet jemand aber bereits an einer neurodegenerativen Krankheit, so sollen diese nicht zubereitet werden, da dann die tierischen Fette und Eiweisse gemieden werden müssen. Rahm kann durch etwas Sojarahm ersetzt werden oder etwas Mandelpüree.

Der Knoblauch, als ganz wichtige Zutat, wird vor allem in der Rohkost angewendet, da er durch das Erhitzen einen grossen Teil seiner Wirkung verliert und die Rezepte mit Zwiebeln besser schmecken.

Jede Mahlzeit soll mit Obst und Nüssen begonnen werden. Das Frühstück und Abendessen sollen klein und möglichst frugal bleiben, wie bei der 1. und zweiten Diätstufe der Rohkost.
Man sollte nur während dem Essen der Früchte trinken, zudem immer wieder zwischen den Mahlzeiten. Trinkt man zu den Früchten, gelangt das Obst direkt in den Zwölffingerdarm und fördert dadurch die Verdauung und die Bildung der richtigen Darmflora.

Die Rezepte für gekochte Speisen entsprechen der sehr erfahrenen und geschätzten Kochkunst der Bircher-Benner Klinik. Sie schmecken besonders fein und sind bekömmlich. Sie entsprechen einer Vollwertkost, wie sie von Dr. Maximilian Bircher-Benner angegeben wurde, der auch den Begriff Vollwertkost geprägt hat. Die Kochzeiten sind ohne Dampfkochtopf bzw. Steamer angegeben und verkürzten sich bei deren Verwendung auf ca. ⅓ bis ¼. Deren Verwendung ist sehr zu empfehlen.

Rezepte für gekochte Speisen

Suppen

Diese Rezepte sind für 1 Person berechnet

In den folgenden Suppen- und Gemüserezepten wird sehr viel Gemüsebrühe verwendet. In einem kleinen Haushalt lohnt es sich jedoch nicht, täglich frische Gemüsebrühe zuzubereiten. Stattdessen kann man gewöhnliches Wasser und zum Würzen vegetabile Gemüsebouillonwürfel (auch salzfrei) oder -pasten verwenden.
Wenn eine Weizenallergie besteht, soll das in den Rezepten angegebene Vollkornmehl durch Reis-, Hirse- oder Hafermehl ersetzt werden.

Gemüsebrühe

Als einzige Ausnahme ist dieses Rezept für 4 Personen berechnet

1 Essl. Reform-Nussmus oder Olivenöl
1 Zwiebel
2 Karotten
1 kleiner Sellerie (150 g)
Kohl, Mangoldblätter
1 Lauchstengel
3–4 l Wasser
½ Lorbeerblatt
1 Prise Steinsalz
Liebstöckel, Basilikum oder
andere vorzugsweise frische
oder getrocknete Kräuter

Zwiebel mit der braunen Schale halbieren und Schnittfläche im heissen Fett goldgelb rösten. Die kleingeschnittenen Gemüse beifügen und mindestens ¼ Std. zugedeckt auf kleiner Flamme dämpfen. Mit dem Wasser ablöschen und 2 Stunden auf kleiner Flamme kochen. Nach Belieben würzen.

Gemüsebouillon
3 dl Gemüsebrühe
evtl. wenig Steinsalz
10 g Nussmus oder Olivenöl
Petersilie, Schnittlauch, frischgehackte Kräuter

Die nach obigem Rezept zubereitete Gemüsebrühe über Nussmus oder Pflanzenfett und Kräuter anrichten. Evtl. mit wenig Steinsalz nachwürzen.

Griessklösschen*
10 g Butter
1 ½ Essl. feiner Griess
½–1 Ei
1 Prise Steinsalz
Majoran, Muskat
6 dl Gemüsebrühe

Die Butter schaumig rühren. Griess und Ei mit der Butter gut vermengen, Salz und Gewürze beifügen und ½ Stunde ruhen lassen. Mit einem Kaffeelöffelchen Klösschen formen, diese in die kochende Gemüsebouillon geben und 15 bis 20 Minuten leicht ziehen lassen.

Reissuppe, klare
½ Essl. Olivenöl oder Reform-Nussmus
etwas gehackte Zwiebel
1 kleine Karotte
etwas Sellerie und Lauch
1 Essl. Reis
1 Prise Steinsalz
6 dl Gemüsebrühe
Schnittlauch

Zwiebel, feingeschnittene Gemüse und Reis zusammen dämpfen. Heisse Gemüsebrühe zufügen und 15–20 Minuten kochen. Über feingeschnittenen Schnittlauch und Pflanzenfett anrichten.

Reissuppe, gebundene
½ Essl. Reform-Nussmus oder Olivenöl
etwas Sellerie
1 kleine Karotte
etwas Lauch
1 Essl. Reis
½ Essl. Vollkornmehl
6 dl Gemüsebrühe oder Wasser
Liebstöckel, Petersilie, Basilikum, Majoran
evtl. wenig Sojasauce
½ Essl. Rahm* oder Sesam-Rahm (Rezept Seite 83)
Schnittlauch

Die feingeschnittenen Gemüse im Fett dünsten. Das Vollkornmehl darüberstreuen, mit der Gemüsebrühe ablöschen und 30 Minuten kochen. Mit Sojasauce und den Kräutern würzen. Rahm oder Sesamrahm und feingeschnittenen Schnittlauch in die Suppenschüssel geben, die Suppe darüber anrichten.

Hafercremesuppe
½ Essl. Reform-Nussmus oder Olivenöl
2 Essl. feine oder grobe Haferflocken
6 dl Gemüsebrühe
etwas Sellerie
½ Essl. Rahm* oder Sesamrahm (Rezept Seite 83)
evtl. wenig Miso, Schnittlauch, evtl. Muskat oder Kümmel

Haferflocken mit oder ohne Pflanzenfett kurz andämpfen, Gemüsebrühe und Sellerie beifügen. Feine Haferflocken 10 Minuten, grobe mindestens 20 Minuten leise köcheln lassen. Nach Belieben würzen. Rahm oder Sesamrahm und Schnittlauch in die Suppenschüssel geben und die passierte Suppe darüber anrichten.

Hafergrützsuppe
½ Essl. Reform-Nussmus oder Olivenöl
2 Essl. Hafergrütze
etwas Zwiebel, gehackt
8 dl Wasser oder Gemüsebrühe
etwas Sellerie, in feine Würfelchen geschnitten
1 Prise Steinsalz oder wenig Miso
Schnittlauch, Petersilie, Majoran oder Borretsch

Zwiebel und Grütze mit oder ohne Pflanzenfett dünsten. Gemüsebrühe sowie Sellerie beifügen und 45–60 Minuten kochen. Nach Belieben wenig Steinsalz oder Miso würzen. Kräuter in die Suppenschüssel geben und die fertige Suppe darüber anrichten.

Tomatensuppe
½ Essl. Reform-Nussmus oder Olivenöl
etwas Zwiebel, Sellerie und Lauch
1 kleine Karotte
1 Knoblauchzehe
1 Tomate
1 Essl. Vollkornmehl
6 dl Gemüsebrühe
1 Prise Steinsalz
evtl. etwas Tomatenpüree
1 Prise Fruchtzucker
Rosmarin, Oregano
5 g Reform-Nussmus
½ Essl. Rahm* oder Sesamrahm (Rezept Seite 83)
Schnittlauch

Kleingeschnittene Gemüse mit oder ohne Pflanzenfett dämpfen, zuletzt die Tomate beifügen. Vollkornmehl darüberstreuen und mit Gemüsebrühe ablöschen.
½ Stunde köcheln, dann passieren. Gewürze und evtl. etwas Tomatenpüree beifügen. Nussmus oder Olivenöl und evtl. etwas Rahm in die Suppenschüssel geben und die fertige Suppe darüber anrichten. Mit kleingeschnittenem Schnittlauch bestreuen. Nach Wunsch 1 Essl. Reis als Einlage in die Suppe geben oder fettlos geröstete Brotwürfelchen darüberstreuen.

Sommerliche Tomatensuppe
4 reife Sommertomaten
1 Prise Fruchtzucker
1 Prise Steinsalz
1 Essl. Rahm* oder Sesamrahm (Rezept Seite 83)

Die Tomaten in Stücke schneiden, kurz aufkochen, würzen und passieren. Rahm oder Sesamrahm dazugeben und die Suppe lauwarm oder kalt servieren.

Verschiedene Gemüsesuppen (Karotten, Spinat, Broccoli, Blumenkohl)
½ Essl. Reform-Nussmus oder Olivenöl
etwas gehackte Zwiebel
1 ½ Essl. Vollkornmehl
1 Prise Stein
6 dl Gemüsebrühe
1 Essl. Rahm* oder Sesamrahm (Rezept Seite 83)
Gemüse: 1 kleingeschnittene Karotte oder 1 kleine Tasse Spinat, gemixt oder feingehackt, kleingehackter Broccoli oder Blumenkohl (einige Röschen separat kochen und zurückbehalten)

Zwiebel und Karotten oder Broccoli oder Blumenkohl mit oder ohne Olivenöl dämpfen, Vollkornmehl darüberstreuen und leicht mitdämpfen. Mit Gemüsebrühe ablöschen und 20–40 Minuten köcheln. Bei der Spinatsuppe zum Schluss den Spinat beifügen und nicht mehr kochen. Die fertige Suppe über den Rahm oder Sesamrahm in der Suppenschüssel anrichten. Bei der Broccoli- und Blumenkohlsuppe die zurückbehaltenen Röschen beifügen.
Würzen: Für die Karottensuppe Selleriekraut oder Liebstöckel, Rosmarin oder Majoran, 1 Teel. Kümmel.
Für die Spinatsuppe einige Pfefferminzblätter, Petersilie, Schnittlauch, 1 Prise Muskat.
Für die Broccoli- und Blumenkohlsuppe wenig Basilikum, Petersilie, Schnittlauch, Estragon.

Kerbelsuppe*
½ Essl. Reform-Nussmus oder Olivenöl
etwas Zwiebel
1 mittlere Kartoffel, in Würfel geschnitten
½ Essl. Vollkornmehl
5 dl Gemüsebrühe
1 Prise Steinsalz
1 Essl. Kerbel, gehackt
½ Essl. Rahm* oder Sesamrahm (Rezept Seite 83)

Zwiebel mit oder ohne Pflanzenfett anziehen lassen. Kartoffel beifügen, Vollkornmehl darüberstreuen und mit Gemüsebrühe ablöschen, salzen. ½ Std. kochen und passieren. Kerbel und Rahm oder Sesamrahm in die Suppenschüssel geben, Suppe darüber anrichten.

Kartoffelsuppe
½ Lauch, in feine Streifchen geschnitten
½ Karotte, in feine Rädchen geschnitten
½ Essl. Vollkornmehl
5 dl Gemüsebrühe
1 mittlere Kartoffel, kleingeschnitten
1 Prise Steinsalz oder wenig Miso
Basilikum, Majoran
1 Essl. Rahm* oder Sesamrahm (Rezept Seite 83)

Lauch und Karotte in wenig Gemüsebrühe dämpfen. Vollkornmehl darüb erstreuen, mit der Gemüsebrühe ablöschen. Kartoffel beifügen und weichkochen. Würzen. Basilikum, Majoran und evtl. Rahm oder Sesamrahm in die Suppenschüssel geben und die fertige Suppe darüber anrichten.

Minestra
½ Essl. Reform-Nussmus oder Olivenöl
2 Essl. Lauch
etwas Zwiebel, feingehackt
einige Sellerieblätter
½ Teller Mangoldblätter
7 dl Wasser oder Gemüsebrühe
1 Essl. Liebstöckel oder Thymian
½ Knoblauchzehe, ausgepresst
Basilikum, Petersilie, Schnittlauch
1 Prise Steinsalz
15 g Teigwaren oder Reis
5 g Nussmus oder 1 Teelöffel Olivenöl

Zwiebel, Lauch, Sellerieblätter und Mangold, alles kleingeschnitten, langsam dämpfen. Gemüsebrühe beifügen, würzen und ½ Std. kochen. Teigwaren oder Reis 15–20 Minuten mitkochen. Zum Verfeinern Nussmus oder Olivenöl beifügen.

Gemüse

Spinat, gehackt
¼ l Gemüsebrühe
200 g Spinat (dicke Stiele entfernen)
¼ Knoblauchzehe, durchgepresst
1 Prise Steinsalz
Pfefferminzblätter, Salbei
1 Tasse roher Spinat
evtl. etwas frische Butter* oder Reform-Nussmus

Spinat in der Gemüsebrühe kurz abwellen, abgiessen, hacken, wiegen oder mixen. Spinat in die Pfanne zurückgeben und heiss werden lassen. Knoblauch, Salz und Kräuter beifügen. Den rohen Spinat sehr fein wiegen oder mixen, vor dem Anrichten beifügen und etwas frische Butter, Olivenöl oder Nussmus dazugeben.

Spinat, ganze Blätter (en branches)
300 g Spinat (dicke Stiele entfernen, den gröberen Winterspinat evtl. zuerst abwellen)
1 Essl. Pinienkerne
evtl. 1 Essl. Rosinen
1 Prise Steinsalz
Pfefferminzblätter, Salbei, Petersilie
evtl. etwas flüssige Butter* oder Reform-Nussmus oder Olivenöl

Spinat nicht zugedeckt auf kleiner Flamme mit ganz wenig Wasser dünsten. Pinienkerne, Gewürze und evtl. Rosinen beifügen und noch kurz weiterdämpfen. Zum Schluss evtl. flüssige Butter, Nussmus oder Olivenöl darunter mischen.

Lattich
1 Lattich
1 l Wasser
etwas Zwiebel, gehackt
½ Essl. Reform-Nussmus oder Olivenöl
1 dl Gemüsebrühe
1 Prise Steinsalz
2 Essl. Rahm* oder Sesamrahm (Rezept Seite 83)

Lattich halbieren, im Wasser halbweich kochen, abtropfen lassen, zusammenlegen und in feuerfeste Form geben. Zwiebel im Nussmus oder Olivenöl anziehen lassen und über das Gemüse verteilen. Gemüsebrühe und Steinsalz beifügen und 30–40 Min. im Ofen schmoren. 5 Min. vor dem Anrichten den Rahm oder Sesamrahm darübergiessen.

Chicorée gedämpft
2 Stangen Chicorée
½ Essl. Reform-Nussmus oder Olivenöl
3 Essl. Gemüsebrühe
1 Prise Meersalz
Majoran, Thymian

Chicoréestangen halbieren und in die Pfanne einschichten. Erwärmtes Nussmus oder Olivenöl sowie Gemüsebrühe über die Chicorée geben, würzen und zugedeckt auf kleiner Flamme ½ Std. dämpfen. Zum Schluss zerlassenes Nussmus oder etwas Olivenöl über das angerichtete Gemüse verteilen.

Stangensellerie
3–4 Stangen Stangensellerie
½ Zwiebel, gehackt
etwas Apfel, feingeschnitten
1 dl Gemüsebrühe
1 Teel. Mandelpüree
1 Prise Steinsalz oder
wenig Sojasauce
Selleriekraut

Die in 8 cm lange Stücke geschnittenen Stangensellerie in eine Pfanne legen. Zwiebel und Apfel ohne Fett leicht andünsten und darüber verteilen. Gemüsebrühe und Mandelpüree beifügen und ½ bis ¾ Std. weich kochen. Würzen.

Überbackener Fenchel mit Frischkäse-Crème*
1 grösserer oder 2 kleine Fenchel
1 Prise Steinsalz
Pfeffer
einige Tropfen Zitrone
1 Frischkäse

Fenchel vierteln und in wenig Wasser halbweich dämpfen. Die einzelnen Lagen des Fenchels auseinanderziehen und in eine feuerfeste Form legen. Mit Zitronensaft beträufeln, leicht salzen und pfeffern. Den Frischkäse mit 2 Esslöffeln Fenchelsud verrühren und auf dem Gemüse verteilen. Im heissen Ofen überbacken.

Gemüsecurry
1 Essl. Olivenöl
1 Frühlingszwiebel
200 g Gemüse (z.B. Lauch, Karotten, Zucchetti, Spargel)
½ Teel. Vollkornmehl
1 Messerspitze (oder mehr, je nach Geschmack) Curry
½ Teel. Gemüsebrühe
½ Orange
1 Teel. Sultaninen
1 Prise Vollzucker
1 Prise Steinsalz, Pfeffer

Die in feine Ringlein geschnittene Frühlingszwiebel im leicht erwärmten Öl anziehen lassen. Mehl und Curry darüber streuen und mit der Gemüsebrühe ablöschen. Die kleingeschnittenen Gemüse zugeben und zugedeckt ca. 15 Minuten dämpfen. Von der Orange zwei, drei Schnitze zurückbehalten, den Rest auspressen und die Sultaninen im Saft einlegen. Wenn das Gemüse weich ist, Sultaninen und Orangensaft beigeben, heiss werden lassen und mit etwas Zucker, Salz und Pfeffer abschmecken. Anrichten und die Schnitze darüber verteilen.

Karotten gedämpft
3–4 Karotten
1 dl Gemüsebrühe
1 Teel. Mandelpüree
je 1 Prise Fruchtzucker und Steinsalz
Majoran, Thymian, Rosmarin
Petersilie

Die in Scheiben oder Stengelchen geschnittenen Karotten in der Gemüsebrühe 30–45 Min. dämpfen, evtl. das Mandelpüree beigeben. Würzen. Zum Schluss die gehackte Petersilie darüberstreuen.

Erbsen und Karotten
½ Essl. Reform-Nussmus oder Olivenöl
100 g frische süsse Erbsen, enthülst
1 dl Gemüsebrühe
Majoran, Thymian, Liebstöckel, Petersilie, Schnittlauch
150 g in Scheiben geschnittene Karotten, nach dem obigen Rezept für gedämpfte Karotten zubereitet.

Erbsen kurz im Nussmus oder Olivenöl dünsten, Gemüsebrühe beifügen, weichkochen. Würzen. Karotten und Erbsen mischen oder auf der Platte abwechslungsweise anrichten.

Kefen (Zuckererbsen) gedämpft
200 g Kefen
1 dl Gemüsebrühe
1 Prise Steinsalz
1 Prise Vollzucker
etwas Petersilie oder Liebstöckel
Reform-Nussmus oder Olivenöl

Kefen und Kräuter in der Gemüsebrühe zugedeckt ½ bis ¾ Std. dämpfen. Würzen und beim Anrichten Nussmus bzw. Olivenöl darüber geben.

Grüne Bohnen mit Tomaten
½ Essl. Reform-Nussmus oder Olivenöl
½ Zwiebel
250 g Bohnen
wenig Knoblauch
Bohnenkraut, Petersilie
1–2 Tomaten
1 Prise Steinsalz
etwas Kümmel, Majoran, Liebstöckel

Die gehackte Zwiebel im Reform-Nussmus bzw. Olivenöl dünsten. Die Bohnen, die in kleine Würfel geschnittenen Tomaten und die Kräuter beifügen und ca. 1 Stunde dämpfen, wenn nötig etwas Wasser zugeben. Würzen.

Sellerie, gedämpft
½ Essl. Reform-Nussmus oder Olivenöl
½ Zwiebel
½ Sellerie
1 dl Gemüsebrühe
1 Prise Steinsalz
etwas Zitronensaft, Majoran
1 Teel. Mandelpüree
feinste Apfelscheibchen, Nüsse

Die gehackte Zwiebel im Nussmus bzw. Olivenöl dünsten. Den in kleine viereckige Scheiben geschnittenen Sellerie mit der Gemüsebrühe beifügen und in ½ bis ¾ Std. weich kochen. Würzen. Zum Verfeinern Mandelpüree beifügen und nach Wunsch auch einige Apfelscheibchen mitdämpfen. Zum Schluss mit gehackten Nüssen bestreuen.

Tomatengemüse
4–5 Tomaten
½ Essl. Reform-Nussmus oder Olivenöl
½ Zwiebel
Fruchtzucker
1 Prise Steinsalz
ein wenig Knoblauch
Rosmarin, Majoran, Basilikum
evtl. 1 Essl. Maismehl (Maizena)
Petersilie oder Schnittlauch oder Dill

Zwiebel und Fruchtzucker im Nussfett bzw. Olivenöl in der Bratpfanne leicht bräunen. Die Tomaten mit kochendem Wasser überbrühen und schälen, in Stücke schneiden, zu den Zwiebeln geben und mitdämpfen, bis sie etwas eingekocht sind. Knoblauch und Gewürze beifügen und fertigkochen; zum Binden das Maismehls daruntermischen. Über die angerichteten Tomaten reichlich gehackte Petersilie oder andere Kräuter streuen.

Tomaten gedämpft
2–3 Tomaten
1 Prise Steinsalz
10 g Reform-Nussmus oder Olivenöl
¼ Zwiebel, gehackt
Provence-Kräuter (Basilikum, Rosmarin, Thymian, Salbei), Petersilie

Die Zwiebel ohne Fett leicht anziehen lassen. Die halbierten Tomaten auf ein eingefettetes Blech oder in die feuerfeste Form legen. Kleine Stücklein Nussmus oder mit dem Pinsel etwas Olivenöl auf jede Tomatenhälfte geben, ebenso die gedünstete Zwiebel und die Kräuter darüberverteilen. Im Ofen kurz dämpfen.
Nach Belieben werden einige Tomaten gemixt oder ganz fein gehackt, mit Rahm* vermischt, rasch aufgekocht und über die angerichteten Tomaten verteilt.

Tomaten à la Provençale
2 Tomaten
1 Prise Steinsalz
1 Essl. gehackte Petersilie
1 Essl. Paniermehl (Brösel)

Tomaten halbieren, mit Steinsalz bestreuen, auf ein Blech geben. Paniermehl und Petersilie mischen und mit einem Löffel auf die Tomaten verteilen. Im Ofen 15 Min. backen.

Zucchetti-Tomatengemüse
½ Essl. Reform-Nussmus oder Olivenöl
½ Zwiebel, gehackt
300 g Zucchetti
50 g Tomaten
1 Prise Steinsalz
Knoblauch, Rosmarin. Majoran, Thymian, Basilikum
Petersilie, Schnittlauch, Dill
evtl. etwas Maismehl (Maizena)
1 Teel. Mandelpüree

Zwiebel im Pflanzenfett anziehen lassen. Zucchetti in Würfel schneiden, Tomaten schälen und ebenfalls in Würfel schneiden. Beide Gemüse zugeben und weichschmoren. Würzen. Falls sich zu viel Flüssigkeit gebildet hat, wird etwas angerührtes Maismehl und 1 Teel. Mandelpüree zuletzt beigefügt.

Peperoni, grüne, gelbe oder rote
Sie eignen sich sehr gut als Beigabe zu anderen Gerichten.
150–200 g Peperoni
½ Essl. Reform-Nussmus oder Olivenöl
½ Zwiebel, gehackt
1 Prise Steinsalz
Knoblauch, Rosmarin, Majoran, Thymian, Basilikum, Petersilie

Peperoni in Streifen schneiden und zusammen mit Zwiebel, Kräutern und Gewürzen in der Bratpfanne im Nussmus bzw. Olivenöl zugedeckt ½ Std. dämpfen.

Ratatouille
50 g Peperoni
100 g Zucchetti
50 g Auberginen
1 Tomate
½ Zwiebel, gehackt
wenig Knoblauch
1 Essl. Reform-Nussmus oder Olivenöl
1 Prise Steinsalz
Rosmarin, Majoran, Thymian, Basilikum, Petersilie

Peperoni, Zucchetti, Auberginen und Tomate (geschält) in Würfel schneiden. Zwiebel und Knoblauch im Nussmus bzw. Olivenöl dämpfen, Gemüse beigeben und 1 Std. zugedeckt dämpfen. Würzen. Wenn zu viel Saft entsteht, abgedeckt einkochen lassen.

Auberginen
Die Auberginen waschen, evtl. schälen
1 Essl. Reform-Nussmus oder Olivenöl
400–500 g Aubergines
evtl. etwas Gemüsebrühe
Steinsalz
1–2 Tomaten

Die in Würfelchen geschnittenen Auberginen im Nussmus bzw. Olivenöl dünsten und weichdämpfen, leicht Salzen. Mit einigen Tomatenhälften oder mit etwas Tomatengemüse garnieren

Artischocken
1 Artischocke
¾ l Wasser
1 Essl. Zitronensaft
1 Prise Steinsalz

Die Stengel dicht an den Artischocken abschneiden. Die untersten harten Blätter entfernen und die Spitzen abschneiden. Halbieren und Blüte herausschneiden, unter dem laufenden Wasser waschen und Schnittfläche mit Zitronensaft einreiben. Wasser zum Kochen bringen, Zitronensaft und Steinsalz beifügen und die Artischocke darin weichkochen, ca. ¾ Std. Abtropfen lassen und auf warmer, mit Serviette belegter Platte anrichten.
Mit Ölsauce (Rezept Seite 84) servieren.

Spargeln
¾ Bund Spargeln
1 l Wasser
1 Prise Steinsalz
Wenig geriebener Käse*
Nussmus bzw. Olivenöl

Die Spargeln waschen und grosszügig schälen. Grüne Spargeln kann man fast ganz belassen. Wasser zum Kochen bringen, die Spargeln in 20–30 Min. weichkochen (grüne brauchen viel weniger lang), mit dem Schaumlöffel herausnehmen und auf einer mit Serviette belegten Platte anrichten. Geriebenen Käse* darüberstreuen und mit flüssigem Nussmus bzw. etwas Olivenöl begiessen.
Als Variante Sauce Vinaigrette (siehe Rezept 103) dazu servieren.

Blumenkohl oder Broccoli
(Nur aus biologischem Anbau)
1 kleiner Blumenkohl oder Broccoli (250 g)
1 Teel. Reform-Nussmus bzw. Olivenöl
1 Knoblauchzehe
1 dl Gemüsebrühe
1 Prise Steinsalz, Pfeffer
Pinienkerne oder Mandelsplitter

Blätter und Strunk unter der Blume abschneiden. Strunk schälen und in grössere Stücke schneiden, Blume in Röschen teilen. Die gehackte Knoblauchzehe im Nussmus oder Olivenöl hell dünsten, Blumenkohl oder Broccoli beifügen und kurz mitdünsten. Mit der Gemüsebrühe ablöschen und etwa 5 Minuten köcheln lassen. Mit wenig Salz und Pfeffer würzen. Pinienkerne oder Mandelsplitter ohne Fett kurz in der Bratpfanne rösten und über das Gemüse verteilen.

Kohl oder Weisskraut, gedämpft
(Gekochten Kohl bei Blähsucht meiden, roh bläht er nicht, alle Kohlarten gut kauen, roher Kohlsaft ist stets erlaubt, da er nicht bläht!)
½ Essl. Reform-Nussmus oder Olivenöl
½ Zwiebel, gehackt
250 g jungen Kohl
1 dl Gemüsebrühe
Muskat, Kümmel, 1 Prise Steinsalz
Basilikum oder Liebstöckel

Zwiebel im Nussmus bzw. Olivenöl dünsten, den in 2 cm Streifen geschnittenen Kohl beifügen, dämpfen, bis das Gemüse zusammenfällt. Mit Gemüsebrühe ablöschen und auf kleinem Feuer ½ Std. weichkochen. Würzen.
Grüner, ausgewachsener Kohl muss zuerst kurz in Wasser abgewellt werden.

Rotkraut
(Bei Blähsucht meiden)
½ Essl. Reform-Nussmus oder Olivenöl
250 g Rotkraut
½ Essl. Zitronensaft
½ Apfel
½ Essl. Reis
1 dl Gemüsebrühe
½ dl Traubensaft oder Süssmost
1 Apfel
etwas Butter*
1 Prise Steinsalz

Das feingehobelte Rotkraut im Pflanzenfett dünsten. Zitronensaft, den in feine Scheibchen geschnittenen Apfel sowie den Reis dazugeben und weiterdünsten. Mit Gemüsebrühe und Traubensaft oder Süssmost ablöschen und auf kleiner Flamme zugedeckt 1–1½ Stunde weichdämpfen. Den zweiten Apfel schälen, in Schnitze schneiden, mit Butter bestreichen und auf einem Blech im Ofen schmoren. Zur Garnitur des angerichteten Rotkrauts.

Salate von gekochten Gemüsen

Karotten, Sellerie. Randen (Rote Beete), Bohnen, Blumenkohl, Broccoli, Zucchetti, Mangold oder Krautstiele eignen sich besonders gut für diese Salate.
Die Gemüse werden in Gemüsebrühe oder Wasser weichgekocht, abgetropft und kleingeschnitten (Würfelchen, Scheibchen, Röschen, Streifen). Mit Salatsauce, Vinaigrette oder Mayonnaise* anmachen. Als Gewürz Zwiebeln und gehackte Kräuter.

Kartoffelsalat
200 g Kartoffeln
½ dl Gemüsebrühe
1 Essl. Mayonnaise oder
Sesammayonnaise (Rezept Seite 86)*
½ Essl. Zwiebeln, gehackt
Borretsch, Schnittlauch, Petersilie,
Zitronenmelisse, Majoran, Thymian, Dill

Die Kartoffeln im Dampftopf weichkochen, noch heiss schälen und in Scheiben schneiden. Die heiss gemachte Gemüsebrühe darübergiessen und etwas stehen lassen, dann die Mayonnaise* daruntermischen. Mit Zwiebel und Kräutern würzen. Anstelle von Mayonnaise kann man Öl, Zitronensaft und Rahm gut zerquirlen und mit den Kartoffeln vermischen.

Kartoffelsalat mit Gurken
1 grosse Kartoffel
¼ Gurke
2 Essl. Joghurtsauce (Rezept Seite 85)*
½ Knoblauchzehe
Dill oder Borretsch, Schnittlauch,
Petersilie, Zwiebel

Die Kartoffel wie oben beschrieben vorbereiten. Die geschälte Gurke auf grober Raffel raffeln und dazugeben. Mit Joghurtsauce vermischen und mit Zwiebel und Kräutern würzen.
Vor dem Anrichten die Salatschüssel mit der Knoblauchzehe ausreiben.

Salade niçoise*
1 gekochte Kartoffel
1 kleine Tomate
Radieschen
einige Gurkenscheiben
1 hartgekochtes Ei*
1 Essl. Öl
½ Essl. Zitronensaft
1 Prise Steinsalz
Petersilie, Schnittlauch oder Dill,
Zitronenmelisse, Borretsch
einige Kopfsalatblätter

Kartoffel, Tomate, Radieschen und das Ei in Scheiben schneiden und zusammen mit den Gurkenscheiben mit der Salatsauce aus Öl, Zitronensaft, Steinsalz und Kräutern anmachen. Direkt vor dem Servieren die Kopfsalatblätter in breite Streifen schneiden und mit dem Salat vermischen oder den Salat auf die Kopfsalatblätter anrichten.

Gemüsesülzchen
2½ dl Gemüsebrühe
2 g Agar-Agar
einige Tropfen Zitronensaft
etwas Steinsalz
frische Gurkenscheiben
Tomatenwürfelchen
gekochte Broccoliröschen
gekochte Erbsen
gekochte, kleingeschnittene Bohnen

Agar-Agar ist ein pflanzliches Gallertpulver, das anstelle der tierischen Gelatine für Gemüse- und Fruchtköpfchen, Saucen und Puddings usw. verwendet wird.
Das Agar-Agar-Pulver in die lauwarme Gemüsebrühe geben und langsam erhitzen, bis das Geliermittel gut aufgelöst ist. Mit Zitronensaft und wenig Steinsalz würzen. In ausgespülte Förmchen etwas Sulze einfüllen, fest werden lassen. Mit Gemüsescheibchen garnieren, wieder Sulze darübergeben, fest werden lassen usw., bis die Förmchen gefüllt sind.
Die erkalteten Sülzchen stürzen und auf Salatblättern servieren.

Kartoffelgerichte

Kartoffeln in der Schale (Pellkartoffeln)
3–4 kleine Kartoffeln
Wasser

Kartoffeln abbürsten und waschen. Pfanne mit gelochtem Einsatz oder Drahtsieb mit Wasser bis zum Einsatz füllen, Kartoffeln hineingeben, zudecken und 30 bis 40 Minuten kochen. Im Dampfkochtopf sind sie in 8–10 Minuten weich.

Backkartoffeln
3–4 kleine Kartoffeln
1 Essl. Olivenöl
Butter* , Nussmus oder Olivenöl

Die Kartoffeln abbürsten, waschen. Auf der oberen Seite die Haut 3–4 mal einritzen, mit Öl bepinseln und auf eingefettetem Blech bei mittlerer Hitze 30–40 Min. backen. Auf die fertigen Kartoffeln je ein Stückchen Butter* oder Nussmus geben oder mit etwas Olivenöl bepinseln.

Kümmelkartoffeln
2–3 mittelgrosse, längliche, schmale Kartoffeln
1 Teel. Kümmel
1 Prise Steinsalz
1 Essl. Olivenöl

Die Kartoffeln abbürsten, waschen und durch die schmale Mitte halbieren. Kümmel mit Steinsalz vermischen und auf die Schnittflächen streuen. Die Kartoffeln mit der Schnittfläche nach unten auf ein gefettetes Blech legen, mit Öl bepinseln und ¾ Std. bei mittlerer Hitze backen.

Bouillonkartoffeln
250 g Kartoffeln
1–2 dl Gemüsebrühe
1 Prise Steinsalz
Liebstöckel, Thymian
10 g Butter*, Reform-Nussmus oder Olivenöl

Kartoffeln waschen, schälen, halbieren oder in Stücke schneiden und in der Gemüsebrühe mit etwas Steinsalz und den Gewürzen weichkochen. Butter oder Nussmus über die angerichteten Kartoffeln verteilen bzw. Olivenöl darüberpinseln.

Kartoffeln mit Tomaten
200 g Kartoffeln
½ kl. Zwiebel
1 dl Gemüsebrühe
1 kl. Tomate
1 Prise Steinsalz
1 Essl. Rahm* oder Sesamrahm (Rezept Seite 83)
Majoran, Rosmarin oder Thymian

Die gehackte Zwiebel und die geschälten, in Scheiben geschnittenen Kartoffeln ohne Fett kurz anziehen lassen, dann mit der Gemüsebrühe halbweich kochen. Die geschälte Tomate in Schnitze schneiden, beifügen und fertigkochen. Würzen. Zuletzt Rahm oder Sesamrahm dazugeben.

Kartoffelschnee
4 Kartoffeln
Wasser
getrocknete Tomaten
Butter* oder Reform-Nussmus oder Olivenöl

Kartoffeln waschen, schälen, in Stücke schneiden und im Dampf mit wenig Wasser weich kochen. Durch die Kartoffelpresse direkt auf eine warme Platte spritzen. Flüssige Butter, Nussmus bzw. Olivenöl darübergeben und mit feingeschnittenen getrockneten Tomaten garnieren.

Schmorkartoffeln
2 kleine Kartoffeln
wenig Wasser
1 Prise Steinsalz
1 dl Gemüsebrühe
1–2 Essl. Rahm* oder Sesamrahm (Rezept Seite 83) oder Nussmus
Muskat, Thymian
Petersilie

Kartoffeln schälen und halbieren, im Dampf halbweich kochen. Mit der Schnittfläche nach unten in eine feuerfeste Platte legen. Gemüsebrühe darübergiessen, würzen und im Ofen schmoren, bis die Flüssigkeit eingekocht ist. Rahm oder Nussmus darübergeben und mitschmoren, bis die Kartoffeln leicht gebräunt sind. Mit der Schnittfläche nach oben anrichten und mit gehackter Petersilie bestreuen.

Lyoner Kartoffeln
1 Essl. Reform-Nussmus
½ Essl. Olivenöl
3 kleine Kartoffeln
1 kleine Zwiebel

Reformmargarine und Öl erhitzen. Die geschälten, in Scheiben geschnittenen Kartoffeln im heissen Fett halbweich kochen. Die in Streifen geschnittene Zwiebel beifügen und fertigbacken.

Ayurvedische Kartoffeln
(Ein apartes, sehr aromatisches Gericht, für 3–4 Portionen)
5 grosse Kartoffeln
½ Soja-Drink
1 Packung Soja-Crème (Ersatz für Crème fraîche)
je 1 Bund frischer Dill, frischer Schnittlauch, frische Petersilie
½ Zitrone, ausgepresst
1–2 Teel. Kurkuma
½ Teel. Curry
Sojasauce

Die gut gebürsteten Kartoffeln in dicke Scheiben schneiden und ca. 5 Minuten kochen. Inzwischen in einer Pfanne den Soja-Drink, vermischt mit der Soja-Crème, langsam erhitzen (auf keinen Fall kochen!). Kurkuma nach Geschmack und Curry darunter rühren und mit Sojasauce abschmecken. Die Kartoffelscheiben in die Sauce legen und ca. 10 Minuten leicht köcheln lassen. Zum Schluss die frischen kleingehackten Kräuter über die Kartoffeln streuen und sofort servieren.

Getreidespeisen

Japanischer Reis
80 g Vollreis
1½–2 dl Gemüsebouillon
1 Prise Steinsalz
10 g Reform-Nussmus oder Olivenöl
1 kl. geschälte Zwiebel, mit Lorbeerblatt und Gewürznelke besteckt

Den Reis in die kochende Bouillon mit besteckter Zwiebel geben und 40 Minuten kochen. Erkalten lassen, Zwiebel entfernen. Den Reis im Ofen wieder heiss werden lassen und beim Anrichten erwärmtes Nussmus oder Olivenöl darübergeben.

Risotto
80 g Vollreis
½ Essl. Reform-Nussmus oder Olivenöl
1 Essl. Zwiebel, gehackt
2 dl Gemüsebrühe oder Wasser
1 Prise Steinsalz
getrocknete Pilze
frische Kräuter nach Geschmack, Rosmarin
10 g frische Butter* oder Nussmus
evtl. 10 g Parmesan*

Zwiebel in der Margarine anziehen lassen, Reis beifügen und dünsten, bis er glasig ist. Gemüsebrühe oder Wasser heiss dazugeben und al dente (30–40 Minuten) kochen. Die feingehackten, getrockneten Pilze und Kräuter beigeben und etwas mitkochen. Zuletzt Butter, Nussmus oder Olivenöl und geriebenen Parmesan mit der Gabel daruntermischen.

Safranreis
Zubereitung wie Risotto. Eine Messerspitze Safranpulver mit etwas Bouillon auflösen und beifügen.

Riz creol mit Gemüsen
½ Essl. Reform-Nussmus oder Olivenöl
80 g Vollreis
2 Essl. Gemüse, sehr feingewürfelt (Lauch, Sellerie, Karotten)
2 dl Gemüsebrühe
1 Prise Steinsalz
frischgehackte Kräuter nach Geschmack

Reis und Gemüse andämpfen, heisse Gemüsebrühe und die Kräuter dazugeben und 30–45 Min. kochen.

Tomatenreis
80 g Vollreis
½ Essl. Reform-Nussmus oder Olivenöl
1 Essl. Zwiebel, gehackt
wenig Knoblauch, ausgepresst
1 grosse Tomate
ca. 1 dl Gemüsebrühe
1 Prise Steinsalz
Rosmarin, Majoran, Muskat
evtl. Basilikum
etwas Vollrohrzucker
10 g Reform-Nussmus oder Olivenöl

Zwiebel und Knoblauch im Nussmus oder Olivenöl anziehen lassen, Reis beifügen und dünsten, bis er glasig ist. Geschälte, in Würfel geschnittene Tomate beigeben. Gemüsebrühe dazugiessen, Gewürze beifügen und 30–45 Min. kochen. Zuletzt Nussmus oder Olivenöl daruntermischen.

Reis mit Zucchetti
½ Essl. Reform-Nussmus
80 g Vollreis
1 Essl. Zwiebel, gehackt
150 g zarte Zucchetti
1 Prise Steinsalz
1 ½ dl Gemüsebrühe oder Wasser
frischgehackter Dill
10 g Reform-Nussmus oder Olivenöl

Zucchetti in Würfel schneiden. Weitere Zubereitung wie Tomatenreis (s. oben).

Reis mit Spinat
80 g Vollreis
½ Essl. Reform-Nussmus oder Olivenöl
100 g Spinat
etwas Zwiebel, gehackt
2 dl Gemüsebrühe oder Wasser
1 Prise Steinsalz
Muskat und Pfefferminze
10 g Nussmus

Spinat grob schneiden. Weitere Zubereitung wie Tomatenreis (s. oben).

Reis mit Erbsen (Risi bisi)
80 g Vollreis
150 g zarte Erbsen, enthülst
½ Essl. Reform-Nussmus oder Olivenöl
etwas Zwiebel, gehackt
je 1 Prise Fruchtzucker und Steinsalz
½ dl Gemüsebrühe
etwas Zwiebel, gehackt

1½–2 dl Wasser
10 g Nussmus
Petersilie

Zwiebel mit Fruchtzucker und Steinsalz in der Margarine dünsten. Die Erbsen beifügen und leicht mitdämpfen, dann Gemüsebrühe zugiessen und die Erbsen weich kochen. In einer separaten Pfanne einen Risotto (nach obigem Rezept) zubereiten. Zuletzt die gekochten Erbsen daruntermischen. Über den angerichteten Reis Nussmus bzw. Olivenöl und gehackte Petersilie geben.

Indisches Reisgericht
80 g Vollreis
2 dl Gemüsebrühe
1 Prise Steinsalz
1 kleine Banane
1 kleiner Apfel
1 Essl. Rosinen
1 Teel. Sonnenblumenkerne
1 Teel. Sesam
Safran, Curry, frische Ingwerwurzel

Reis mit Gemüsebrühe und 1 Prise Steinsalz nicht ganz weich kochen (ca. 30–40 Minuten). Die in Scheiben geschnittene Banane, den geschälten und blättrig geschnittenen Apfel samt Rosinen unter den Reis mischen und 5–10 Min. weiter kochen. Nach Geschmack mit Safran, Curry und geriebener Ingwerwurzel würzen. Sonnenblumenkerne und den ohne Fett leicht gerösteten Sesam darüberstreuen.

Polenta
½ Essl. Olivenöl
50 g Maisgriess, mittelfein
3 dl Wasser
Muskat
1 Prise Steinsalz
½ Essl. Nussmus oder Olivenöl

Die Pfanne mit dem Öl einölen. Wasser zum Kochen bringen und den Mais einrühren. 5 Min. auf schwachem Feuer unter stetigem Rühren kochen. Würzen und 45–60 Min. auf kleinem Feuer fertig kochen. Zuletzt Nussmus bzw. Olivenöl daruntermischen. Nach Belieben können auch ohne Fett geröstete Zwiebelscheiben darübergegeben werden.

Hirsotto mit Gemüse
40 g Hirse
1 Essl. Zwiebel, gehackt
2 Essl. Gemüsewürfelchen (Lauch, Sellerie, Karotten oder Karotten und Erbsen)
1½ dl Gemüsebrühe
etwas Steinsalz
Rosmarin
evtl. 1 Essl. geriebener Käse*
10 g frische Butter* oder Nussmus

Zwiebel, Gemüsewürfelchen und heiss abgespülte Hirse glasig dünsten. Heisse Gemüsebrühe dazu giessen, würzen und 20 Min. kochen. Beim Anrichten evtl. geriebenen Käse und Butter- bzw. Nussmus-Flöckchen darübergeben oder etwas Olivenöl.

Schrotbrei
2 Essl. Schrot (Weizen, Hafer, Roggen)
3 Essl. Wasser
1 Prise Steinsalz

Den Schrot 12 Stunden einweichen. Dann mit dem Wasser aufsetzen und 10 Min. kochen oder ½ Std. im Wasserbad kochen, leicht salzen.

Nudeln, Spaghetti, Makkaroni usw.
Bei einer Heildiät sollte man keine Eierteigwaren verwenden. Es gibt ja nebst den bekannten italienischen Teigwaren aus Hartweizen ausgezeichnete Vollkornteigwaren, Sojateigwaren, Dinkelteigwaren. Dazu findet man unzählige Saucen, die allerdings oft viel Fett (Öl, Butter, Käse, Rahm) enthalten.
Am bekömmlichsten sind die al dente gekochten Teigwaren mit einer klassischen oder einfachen Tomatensauce (s. Rezepte im Kapitel Saucen).

Spätzle oder Knöpfli (ohne Ei)
60 g Vollkornmehl
20 g Sojamehl
1 dl Milchwasser
1 l Wasser
1 Prise Steinsalz
1 Essl. Reform-Nussmus oder Olivenöl
Zwiebelstreifen
Schnittlauch und
Petersilie

Vollkorn- und Sojamehl und Milchwasser gut mischen und klopfen, bis der Teig Blasen wirft, dann mindestens 1 Std. ruhen lassen.
Wasser mit Steinsalz zum Kochen bringen. Den Teig portionenweise durch ein grob gelochtes Sieb ins kochende Wasser streichen oder auf ein Holzbrettchen geben und mit einem Messer feine Streifen ins kochende Wasser fallen lassen. Knöpfli oder Spätzle ziehen lassen, bis sie an die Oberfläche steigen. Mit einem Schaumlöffel herausnehmen und auf einer heissen Platte anrichten. Nach Wunsch mit in Nussmus (oder ganz ohne Fett) gerösteten Zwiebelstreifen, Schnittlauch und Petersilie verfeinern.

Spinat- oder Tomatenknöpfli*
70 g Vollkornmehl (davon ⅓ Sojamehl)
1 Ei*
1 dl Milchwasser
1 Handvoll Spinat, roh, gehackt
oder 1 Teelöffel Tomatenpüree
1 dl Wasser
1 Prise Steinsalz
Schnittlauch und Petersilie

Vollkorn- und Sojamehl, Ei und Wasser zu einem glatten Teig verarbeiten und 1 Stunde ruhen lassen. Knöpfli oder Spätzli zubereiten wie obiges Rezept, den Spinat oder das Tomatenpüree beifügen. Würzen mit Schnittlauch und Petersilie.

Haferflockenbrätlinge
½ Essl. Reform-Nussmus
1 Essl. gehackte Zwiebel
2 Essl. kleingeschnittenen Lauch, Sellerie, Spinat
50 g Haferflocken
½ dl Gemüsebrühe
Nussmus oder Olivenöl
Pfefferminze oder Salbei

Zwiebel und Gemüse im Nussmus bzw. Olivenöl dünsten, Haferflocken und Gemüsebrühe beifügen und zu dicklichem Brei kochen. Würzen. Auf einem Brett ca. 1 cm hoch ausstreichen und erkalten lassen. Rechtecke schneiden. Nussmus oder Olivenöl erhitzen und die Brätlinge auf beiden Seiten goldgelb backen.

Spinatomeletten*
50 g Vollkornmehl
1 Ei*
100 g Milchwasser
Steinsalz
25 g roher, gehackter Spinat
10 g Reform-Nussmus

Alle Zutaten zu einem glatten Teig verarbeiten und ruhen lassen. Im erhitzten Nussmus Omeletten backen.

Saucen

Bei jeder Heildiät sind die Saucen ein schwieriges Kapitel, denn fast alle Rezepte enthalten viel Fett (Butter, Öl, Rahm) sowie Käse und Eier. Auf jeden Fall sollte man die Verbindung von heissem Fett und Mehl (klassische Béchamelsauce) meiden. Wir haben hier ein paar erlaubte Rezepte zusammengestellt, wobei einige von den klassischen abweichen – nichtsdestotrotz ausgezeichnet schmecken!

Béchamelsauce ohne Ei (Rezept 1)
Für 4 Personen:
2–3 Essl. Weizenmehl
1 l Milch* oder Wasser
1 Lorbeerblatt

1 Essl. Gemüsebrühe
1 geriebene Zwiebel
je 1 Prise Steinsalz, Muskat und frisch gemahlener weisser Pfeffer
gehackte Petersilie

Das Mehl ohne Fett kurz rösten, bis es duftet (es darf nicht dunkel werden), dann leicht abkühlen lassen. Unter ständigem Rühren Milch oder Wasser beifügen, Lorbeerblatt, Gemüsebrühe und Zwiebel dazu geben und alles aufkochen. Würzen. Nach ca. 5 Minuten das Lorbeerblatt entfernen, die Sauce anrichten und mit Petersilie bestreuen.

Aus dieser Grundsauce lassen sich viele Varianten herstellen, z.B.:
Meerrettichsauce: zum Schluss 10 g fein geraffelten Meerrettich beigeben und die Sauce noch 5 Min. fertig kochen.
Kapernsauce: die fertige Sauce mit ganzen oder gehackten Kapern und Zitronensaft abschmecken.
Olivensauce: die Sauce mit 4–5 Essl. Tomatenmark und 2 Essl. gehackten Oliven rasch aufkochen. Evtl. mit einer Messerspitze Cayennepfeffer nachwürzen
Kräutersauce: unter die fertige Sauce viel feingehackte Kräuter wie Petersilie, Liebstöckel, Kerbel, Basilikum, Estragon, Origano usw. mischen.
Champignonsauce: unter die fertige Sauce 3–4 Essl. feinstgehackte rohe Champignons mischen und mit Zitronensaft abschmecken.

Béchamelsauce (Rezept 2)
Für 4 Personen:
2 Essl. Weizenmehl
½ l Sojamilch
1 Lorbeerblatt
1 fein geriebene Zwiebel
2 Teel. rotes Miso
je 1 Prise Pfeffer und Paprika
gehackte Petersilie

Den Weizen ohne Fett kurz rösten, bis er aromatisch duftet. Etwas abkühlen lassen, dann unter ständigem Rühren die Sojamilch zugiessen, Lorbeerblatt und Zwiebel beifügen und alles knapp 5 Min. kochen lassen.
Das Miso darunterrühren, das Lorbeerblatt entfernen und die Sauce mit etwas Pfeffer und Paprika abschmecken. Gehackte Petersilie darüberstreuen.

(Miso ist eine fermentierte Sojabohnenpaste, die sich ausgezeichnet zum Würzen eignet und ähnlich wie die bekannte Sojasauce schmeckt, aber kein Kochsalz enthält.)

Tomatensauce, klassisches Rezept
½ Essl. Reform-Nussmus oder Olivenöl
1 Essl. Zwiebel
½ Knoblauchzehe, durchgepresst
2 Essl. Karotten, Sellerie, Lauch
2 kl. Tomaten
1 Prise Steinsalz
1 Prise Vollzucker
1 Teel. Tomatenpüree
1 ½ dl Gemüsebrühe oder Wasser
Lorbeerblatt, Rosmarin, Thymian

Gehackte Zwiebel, durchgepressten Knoblauch und grobgeschnittenes Gemüse im Nussmus oder Olivenöl gut dämpfen. Die in Stücke geschnittenen Tomaten und das Tomatenpüree mitdämpfen. Gemüsebrühe oder Wasser beifügen, würzen und ½ Std. leise köcheln lassen. Auf Wunsch passieren.

Tomatensauce auf einfache Art
3 Tomaten
je 1 Prise Steinsalz und Vollzucker
Schnittlauch, Basilikum
1 Essl. Olivenöl

Tomaten in Stücke schneiden, weich dämpfen, würzen und auf Wunsch passieren. Zum Verfeinern etwas Olivenöl beigeben.

Mayonnaise klassisches Rezept*
Für 4 Personen:
1 Eigelb*
1 Essl. Zitronensaft
2 dl Öl
1 Prise Steinsalz
Zwiebel, Kräuter

Das Eigelb mit einigen Tropfen Zitronensaft gut zerquirlen. Unter gleichmässigem Rühren mit dem Schwingbesen das Öl tropfenweise beifügen. Wird die Mayonnaise zu dick, mit etwas Zitronensaft verdünnen. Zuletzt nach Belieben würzen.

Remouladensauce klassisches Rezept*
Für 4 Personen:
Mayonnaise, nach obigem Rezept
1 hart gekochtes Ei*, gehackt
1 Essl. Cornichons, gehackt
einige Kapern
1 Teel. Petersilie, gehackt
Tomatenwürfelchen

Die verschiedenen Zutaten mit der fertigen Mayonnaise vermischen, die Tomatenwürfelchen als Garnitur verwenden.

Mayonnaise ohne tierisches Eiweiss und Fett
Siehe Rezept Seite 86

Remouladensauce ohne tierisches Eiweiss
Für 4 Personen:
Mayonnaise ohne tierisches Eiweiss und Fett (Rezept Seite 86) zubereiten und mit 1 Essl. gehackten Cornichons, einigen Kapern und gehackter Petersilie vermischen. Zum Garnieren Tomatenwürfelchen.

Vinaigrette*
Für 4 Personen:
2 Essl. Olivenöl
2 Essl. Arachideöl
2 ½ Essl. Zitronensaft
2 Essl. Wasser oder Gemüsebrühe
½ Zwiebel, gehackt
1 Ei*, hart gekocht, gehackt
1–2 Cornichons, gehackt oder fein gewiegt
Petersilie oder Schnittlauch
1 Essl. Tomatenwürfelchen
1 Prise Steinsalz.

Öl, Zitronensaft und Gemüsebrühe sämig schwingen, dann die weiteren Zutaten beifügen, gut vermischen. Man kann das Ei auch einfach weglassen.

Belegte Brötchen

Belegte Brötchen sind allgemein beliebt, als Vorspeise oder für ein sommerliches Abendessen, auch als Proviant für Wanderungen und Reisen.
Aufstriche und Zutaten lassen sich auf immer neue Weise variieren, es stehen auch verschiedene vollwertige Brotsorten zur Verfügung, teilweise bereits vorgeschnitten.
Dabei muss man beachten, dass vielen Broten ein „Vollkornaspekt" gegeben wird, indem man sie einfärbt und etwas Schrot beifügt. Es soll echtes Vollkornbrot oder Pumpernickel verwendet werden.
Die Rezepte sind hier für 4 Personen berechnet.

Grundaufstriche
Bei strenger Diätform die Brötchen nur mit Reform-Nussmus bestreichen und mit Rohkost belegen.

Guacamole (Avocadomousse)
2 reife Avocados
Saft von ½ Zitrone
½ kleine Zwiebel, gehackt
2 Knoblauchzehen, durchgepresst
evtl. etwas Steinsalz und weisser Pfeffer

Das herausgelöste Fruchtfleisch der Avocados mit dem Zitronensaft im Mixer pürieren. Zwiebel und Knoblauch darunter mischen und mit Steinsalz und weissem Pfeffer abschmecken. Evtl. 1 Essl. Soja-Creme (anstelle von Crème fraiche) unterziehen.

Süsse Avocadocreme
1 reife Avocado
4 Essl. frisch gepresster Orangensaft
1 Essl. Honig
1 Messerspitze Ingwerpulver

Das herausgelöste Fruchtfleisch der Avocado zu Mus zerdrücken oder mixen und mit den anderen Zutaten vermischen. Sofort servieren.

Tofuaufstrich mit Nüssen
250 g Tofu, püriert
2 feingehackte Frühlingszwiebeln
50 g Nüsse (Haselnüsse, Baumnüsse, Mandeln, Cashewnüsse)
evtl. etwas Steinsalz und weisser Pfeffer

Die Nüsse im Ofen oder in einer trockenen Pfanne leicht anrösten, abkühlen lassen und mahlen. Mit dem pürierten Tofu und den Zwiebeln vermischen, mit etwas Steinsalz und Pfeffer abschmecken.

Quarkaufstrich mit Kräutern*
100 g Quark
10 g Reform-Nussmus
Miso oder etwas Steinsalz
Kümmel, Schnittlauch oder Kräuter wie Dill, Borretsch, Liebstöckel, Basilikum, Origano, Pfefferminze usw.

Quark und Nussmus schaumig rühren, Gewürze und abwechslungsweise einzelne Kräuter oder eine Mischung davon daruntermischen.

Garnituren
Die bestrichenen Brötchen können auf folgende Arten garniert werden:
mit Karotten- oder Sellerierohkost
mit Tomaten, frischen Gurken, Radieschen, Kresse, Zwiebelringlein, Nüssen, Petersilie, Schnittlauch usw.

Desserts

Diese Rezepte gelten alle für 4 Personen.

Süssspeisen sollen sehr zurückhaltend genossen werden. Zum Süssen verwendet man Vollzucker, Honig oder Ahornsirup, evtl. Birnendicksaft. Wegen des ausgeprägten Eigengeschmacks sind diese aber nicht für alle Rezepte geeignet, zum Beispiel nicht für eine Vanillecreme. Am besten eignet sich diesbezüglich Akazienhonig. Muss der Eigengeschmack vermieden werden, kann man massvoll Fruchtzucker verwenden. Als Geliermittel soll Agar-Agar verwendet werden. Agar-Agar ist eine pflanzliche Gallerte, die statt der tierischen Gelatine für Gemüse und Fruchtköpfchen, Saucen und Puddings verwendet wird. Alle Rezepte sollen aus biologisch gezogenen Früchten und Zutaten zubereitet werden. So lange die ersten beiden Diätstufen notwendig sind, sollten Süssspeisen nur am Sonntag genossen werden, bei Festen oder Besuchen.

Kaltschale
50 g Vollrohzucker
oder 80 g Akazienhonig
4 dl Wasser oder
2 dl Wasser und 2 dl Traubensaft
800 g Aprikosen oder Pfirsiche oder Zwetschgen, Pflaumen, Reineclauden

Zucker und Flüssigkeit zusammen aufkochen. Die entsteinten halbierten Früchte kurz im Sirup kochen, erkalten lassen und hübsch anrichten.

Fruchtsalat
2 Essl. Akazienhonig
oder 80 g Vollrohzucker
1 dl Wasser
1–2 dl Bio-Traubensaft oder Biosüssmost
1–2 Essl. Zitronensaft
600 g Aprikosen oder Pfirsiche, Melonen, Äpfel, Birnen (weiche Sorten), rote Kirschen, entsteint, alle Beerensorten, Trauben

Wasser und Honig kurz aufkochen und erkalten lassen. Trauben- und Zitronensaft beifügen, Früchte, je nach Jahreszeit zusammengestellt, in feine Scheiben schneiden und in den Sirup geben.

Gefüllte Melonen
2 kleine Honigmelonen
Fruchtsalat nach obigem Rezept

Die Melonen halbieren, aushöhlen und mit dem Fruchtsalat füllen.

Fruchtgelee
3 dl Wasser oder Bio-Traubensaft
60 g Fruchtzucker
oder 1–2 Esslöffel Akazienhonig
10 g Agar-Agar pulverisiert
7 dl Fruchtsaft von Orangen, Beeren

Wasser mit Fruchtzucker oder Honig und Agar-Agar gut zerquirlen und auf kleiner Flamme unter stetigem Rühren erhitzen, bis sich der Agar-Agar ganz aufgelöst hat. Fruchtsaft damit vermischen und sofort in Gläser oder Dessertcoupes anrichten. Nach Belieben mit Sesamrahm (Rezept Seite 83) garnieren.

Apfelmus
800 g Äpfel
2 dl Wasser oder Bio-Süssmost
1–2 Esslöffel Akazienhonig
Zimt oder abgeriebene Bio-Zitronenschale

Äpfel von Stiel und Fliege befreien, in Stücke schneiden, zusammen mit dem Wasser oder Süssmost weich kochen und fein mixen. Honig und Zimt oder Zitronenschale (von biologischen Zitronen) daruntermischen. Nach Belieben kann auch etwas Mandelmus hineingemixt werden. Ab der dritten Diätstufe darf mit etwas Sojarahm garniert werden.

Apfel- und Birnenkompott
800 g Äpfel oder Birnen
2–3 dl Wasser oder Bio-Süssmost,
1 Esslöffel Akazienhonig
1 abgeriebene Bio-Zitronenschale oder etwas Zimt

Äpfel oder Birnen schälen, Kerngehäuse entfernen, und in Schnitze schneiden. Die Flüssigkeit zum Kochen bringen, Honig, Zitronenschale bzw. Zimt beifügen und die Äpfel darin weich kochen.

Gefüllte Äpfel I
800 g Äpfel
½ dl Wasser oder Bio-Süssmost
1 Esslöffel Honig
¼ Zimtstengel
Quitten-, Himbeer- oder Johannisbeergelee (Rezept Seite 105) oder Rosinen und Weinbeeren mit etwas Honig

Wasser oder Süssmost mit Honig und Zimtstengel zum Kochen bringen. Äpfel schälen, halbieren, aushöhlen, portionenweise in den heissen Saft geben und langsam weich kochen. Mit dem Schaumlöffel herausheben und mit der Schnittfläche nach oben auf einer flachen Platte anrichten. Mit dem gewünschten Gelee oder der Rosinen-Weinbeeren-Honigmischung die Äpfel füllen.

Gefüllte Äpfel II
4 grosse oder 8 kleine Äpfel
4 Essl. Korinthen
4 Essl. Sesamrahm (Rezept Seite 83)
1–2 Essl. Honig
abgeriebene Zitronenschale (von ungespritzter Zitrone)
10 g Nussmus oder Mandelmus
1 Essl. Ahornsirup
1–2 dl Bio-Süssmost

Haselnüsse, Korinthen, Sesamrahm, Honig und Zitronenschale vermischen, in die vorbereiteten Äpfel (Kerngehäuse entfernt, Schale eingeritzt) einfüllen und in eine Auflaufform geben. Nussmus und Ahornsirup auf die Äpfel verteilen und Süssmost 1 cm hoch dazugiessen. 20–30 Min. im Ofen backen.

Dörrobst-Salat
mit Trauben und Pinienkernen

200 g gedörrte Feigen
200 g Datteln
200 g gedörrte Äpfel
400 g Trauben
Saft von einer Zitrone
2 Essl. Honig
50 g Pinienkerne

Die Dörrfrüchte zerkleinern, die Hälfte der Trauben halbieren, die andern auspressen. Alle Früchte in eine Schüssel geben. Den Saft der Zitrone und der Trauben mit dem Honig gut mischen, über die Früchte giessen. Vor dem Servieren kühlstellen. Die Pinienkerne trocken rösten und über den Fruchtsalat streuen.

Erdbeer- oder Himbeercreme

300 g Beeren
Vanillecreme
1–2 dl Sesamrahm (Rezept Seite 83)

Eine Vanillecreme nach Rezept Seite 106 zubereiten und mit den gemixten oder passierten Beeren vermischen. Sesamrahm darunterziehen oder separat dazu servieren.

Zitronencreme

¼ Liter Bio-Vollmilch
1–2 Zitronen, ungespritzt
1 Essl. Maismehl oder Pfeilwurzmehl
3 Essl. Vollmilch
2 Essl. Akazienhonig
Sesamrahm (Rezept Seite 83) nach Belieben

Die dünn abgeschälte Zitronenschale mit der Milch aufkochen, das mit etwas kalter Milch angerührte Maismehl oder Pfeilwurzmehl zugeben und nochmals aufkochen. Honig dazufügen, unter ständigem Schwingen zurück in die Pfanne geben und bis vors Kochen bringen. Die erkaltete Creme absieben und einige Löffel Zitronensaft dazugeben, ebenso Sesamrahm nach Belieben.

Orangencreme

Zubereiten wie Zitronencreme (siehe Rezept oben)

Orangensulzköpfchen

5 dl frischer Orangensaft
5 g Agar-Agar, pulverisiert
(= pflanzliche Gelatine)
1 Essl. Fruchtzucker

3 dl Orangensaft, Agar-Agar und Zucker gut zerquirlen und auf kleiner Flamme unter ständigem Rühren erhitzen (nicht kochen), bis sich das Agar-Agar vollständig aufgelöst hat. Restlichen Orangensaft dazugeben und in kalt ausgespülte Förmchen anrichten. Kaltstellen.

Sesamstängelchen

100 g Syramena Rohrzucker
2 Essl. Honig
100 g Sesam, nicht gemahlen

Syramena-Zucker ist ein heller Vollrohrkristallzucker und in Bioläden erhältlich. Den Zucker in einer trockenen Pfanne erhitzen und rühren, bis ein helles Karamel entstanden ist. Den flüssigen Honig dazugiessen und gut vermischen. Sesam hineingeben und nochmals gut mischen. Die Masse in eine Form oder auf ein eingeöltes Brett giessen, leicht abkühlen lassen und in Vierecke oder Rauten schneiden. Erkalten lassen.

Vanillecreme

1 Vanillesschote
¼ l Wasser
40 g Weizenmehl
(ausnahmesweise Weissmehl)
3 Essl. Honig
ca. 200 ml Sojamilch

Die Vanilleschote mit spitzem Messer aufschneiden, das Mark herauskratzen und alles mit dem Wasser aufkochen lassen. Das Weizenmehl unter ständigem Umrühren in das Vanillewasser geben und zu einem dicken Brei ausquellen lassen. Etwas abkühlen lassen, dann den Honig und die Sojamilch gut darunterrühren. Je nach dem Quantum der Sojamilch entsteht eine Vanillecreme oder eher eine Vanillesauce. Bis zum Servieren kaltstellen.

Vanillesauce
S. Vanillecreme (Rezept oberhalb)

Mandelmilchsauce
4 dl Bio-Vollmilch
50 g Mandeln oder Mandelmus
2 Essl. Honig
1 Essl. Maismehl oder Pfeilwurzmehl
2 Essl. Wasser

Milch zusammen mit den geschälten, geriebenen Mandeln (oder Mandelmus) und dem Honig aufkochen. Maismehl oder Pfeilwurzmehl im kalten Wasser anrühren und in die kochende Milch einrühren. Die fertige Sauce gut mixen.

Hagebuttensauce
70 g Hagebuttenpüree
oder Hagebuttenmark
2 dl Wasser oder Traubensaft
1–2 Essl. Honig
evtl. einige Tropfen Zitronensaft

Die Zutaten zusammen aufkochen, den Zitronensaft zuletzt beifügen.

Rotweinsauce
2 dl Wasser
Zitronen- oder Orangenschale (von ungespritzten Früchten)
1 Zimtstengel
1 Nelke
1–2 Essl. Akazienhonig
2 dl roter Traubensaft, biologisch
20 g Mandeln geschält

Wasser, Schale, Gewürze und Honig zusammen einige Min. kochen, dann absieben. Traubensaft dazugeben und erwärmen (nicht kochen). Die geschälten, in Stifte geschnittenen Mandeln beifügen.

Rote Grütze (Kaltschale)
7 dl Johannisbeer-, Himbeer- oder Erdbeersaft
3 dl biologischer roter Traubensaft oder Wasser
70 g Griess
1 Essl. Maismehl

Beerensaft und Traubensaft zusammen aufkochen, Griess und Maismehl einführen und 10 Min. kochen. In ausgespülte Puddingform einfüllen und kaltstellen. Mit Vanillesauce (Rezept Seite 107) oder Mandelmilchsauce (Rezept Seite 107) servieren.

Rote Grütze dänische Art
1 kg Beeren (Himbeeren, Johannisbeeren, Erdbeeren oder entsteinte Kirschen oder alles gemischt)
½ l Fruchtsaft (z.B. Holunder)
2 Päckchen Agar-Agar
Honig nach Geschmack
½ Teel. Naturvanille
Sesamrahm flüssig (Rezept Seite 83)

Gesäuberte und eventuell zerkleinerte Früchte in eine Schüssel geben, mit Honig und Vanille vermischen. Fruchtsaft mit Agar-Agar nach Vorschrift erhitzen und über die Früchte giessen. Die Grütze erstarren lassen. Dazu den flüssigen Sesamrahm servieren.

Heidelbeermus (Heitisturm)
1 kg Heidelbeeren
160 g Vollrohrzucker
2 dl Wasser
1 Essl. Bio-Vollkornmehl
2 Essl. Wasser
2 Essl. Olivenöl
20 g Vollkornbrotwürfelchen

Heidelbeeren mit Zucker und Wasser 5 Minuten Kochen, Vollkornmehl mit Wasser anrühren, beifügen, aufkochen und das Mus anrichten. Die im Olivenöl gerösteten Brotstückchen darübergeben.

Rhabarberkompott
1 kg Rhabarber
120–160 g Vollrohrzucker
1 dl Wasser
evtl. ½ Essl. Mais- oder Pfeilwurzmehl

Rhabarber evtl. schälen, in Würfel schneiden. Zucker und Wasser beifügen und kurz weich kochen. Die Rhabarberstücke mit dem Schaumlöffel herausnehmen und anrichten. Den Saft etwas einkochen, evtl. mit Maismehl eindicken und über den Kompott anrichten.

Erdbeercoupe
500 g Erdbeeren
80 g Fruchtzucker
1 gehäufter Essl. Mandelpüree
oder Sojarahm (Rezept Seite 83)

Die Beeren mixen. Zucker beifügen und mit dem Mandelpüree oder Sojarahm sorgfältig vermengen. Mit ganzen Beeren garnieren.
Dieses Rezept kann mit verschiedensten anderen Früchten zubereitet werden.

Früchtecoupe
250 g Früchte (Birnen, Aprikosen, Pfirsiche, Beeren)
2 dl Wasser
2–3 Essl. Fruchtzucker
2 Essl. Mandelpüree

Die Früchte in Stücke schneiden und mit dem Mandelpüree feinsämig mixen und mit dem steifgeschlagenen Sojarahm garnieren.

Apfelcreme
400 g Äpfel
¼ Liter frisch zubereitete Mandelmilch
½ Vanillestängel
1 Teel. Maismehl oder Pfeilwurzmehl
1 Essl. Vollmilch
1 Essl. Fruchtzucker
½ dl Wasser oder Bio-Süssmost
1 Aufgeriebene Bio-Zitronenschale
1 gehäufter Essl. Mandelpüree
Ein dickflüssiges Apfelmus zubereiten (Rezept Seite 105) und mit dem Mandelpüree mixen.

Rezeptverzeichnis

Apfelcreme 108
Äpfel I, gefüllt 105
Äpfel II, gefüllt 105
Apfelkompott 105
Apfelmüesli 80
Apfelmus 105
Artischocken 95
Auberginen 95
Avocadocreme, süsse 104
Avocadomousse
(Guacamole) 103
Ayurvedische Kartoffeln 98

Backkartoffeln 97
Béchamelsauce ohne Ei
(Rezept 1) 101
Béchamelsauce
(Rezept 2) 102
Belegte Brötchen 103
Birchermüesli 80
Birnenkompott 105
Blumenkohl 95
Blumenkohlsuppe 90
Bohnen, grüne
mit Tomaten 93
Bouillonkartoffeln 97
Broccoli 95
Broccolisuppe 90

Champignonsauce 102
Chicorée gedämpft 92

Desserts 104
Dörrobst-Salat mit
Trauben und
Pinienkernen 106

Erbsen und Karotten 93
Erdbeercoupe 108
Erdbeercreme 106

Fenchel, überbackenen mit
Frischkäse-Crème 92
Frischkornschrotbrei 82
Früchtecoupe 108
Früchte-Frischkorn-
Speisen 82
Fruchtgelee 105
Fruchtsäfte 79
Fruchtsalat 104

Garnituren 104
Gekeimte Getreidekörner 82
Gekochte Speisen 88
Gemüse 91
Gemüsebouillon 89
Gemüsebrühe 88
Gemüsecurry 92
Gemüsesäfte 79
Gemüsesülzchen 97
Gemüsesuppen,
verschiedene 90
Getreidespeisen 98
Griessklösschen 89
Grundaufstriche für
belegte Brötchen 103
Guacamole
(Avocadomousse) 103

Hafercremesuppe 89
Haferflockenbrätlinge 101
Hafergrützsuppe 90
Hagebuttensauce 107
Heidelbeermus
(Heitisturm) 107
Himbeercreme 106
Hirsotto mit Gemüse 100

Indisches Reisgericht 100

Japanischer Reis 98
Joghurtsauce 85

Kaltschale 104
Kaltschalen 82
Kapernsauce 102
Karotten, gedämpft 93
Karottensuppe 90
Kartoffelgerichte 97
– Ayurvedische Kartoffeln 98
– Backkartoffeln 97
– Boullionkartoffeln 97
– Kümmelkartoffeln 97
– Lyoner Kartoffeln 98
– Schmorkartoffeln 98
Kartoffeln in der Schale (Pellkartoffeln) 97
Kartoffeln mit Tomaten 97
Kartoffelsaft 80
Kartoffelsalat 96
Kartoffelsalat mit Gurken 96
Kartoffelschnee 98
Kartoffelsuppe 91
Kefen (Zuckererbsen), gedämpft 93
Kerbelsuppe 91
Knöpfli (ohne Ei) 101
Kohl oder Weisskraut, gedämpft 95
Kräutersauce 102
Kümmelkartoffeln 97

Lattich 92
Lyoner Kartoffeln 98

Makkaroni 100
Mandelmilch 83
Mandelmilchsauce 107
Mandelpüree-Sauce 85
Mayonnaise, klassisches Rezept 85, 103
Mayonnaise, vegan 86
Meerrettichsauce 102
Melonen, gefüllt 105
Milcharten (Pflanzenmilch) 83
Minestra 91

Nudeln 100

Olivensauce 102
Ölsauce (mild) 84
Orangencreme 106
Orangensulzköpfchen 106

Pellkartoffeln 97
Peperoni, grüne, gelbe oder rote 94
Pinienkernmilch 83
Polenta 100
pürierte Rohgemüse 86

Quarkaufstrich mit Kräutern 104
Quarksauce 85

Rahmsauce 85
Ratatouille 94
Reinigung der Gemüse und Salate 84
Reisgerichte 98
– Indisches Reisgericht 100
– Japanischer Reis 98
– Reis mit Erbsen (Risi bisi) 99
– Reis mit Spinat 99
– Reis mit Zucchetti 99
– Risotto 99
– Riz creol mit Gemüse 99
– Safranreis 99
– Tomatenreis 99
Reissuppe, gebundene 89
Reissuppe, klare 89
Remouladensauce, klassisches Rezept 103
Remouladensauce, ohne tierisches Eiweiss 103
Rhabarberkompott 108
Risi bisi (Reis mit Erbsen) 99
Risotto 99
Riz creol mit Gemüsen 99
Rohgemüse, gemischt 86
Rohgemüse, püriert 86
Rohgemüse und Salate 83
Rote Grütze dänische Art 107
Rote Grütze (Kaltschale) 107
Rotkraut 96
Rotweinsauce 107

Safranreis 99
Säfte 79
Salade niçoise 96
Salate und Rohgemüse 83
Salate von gekochten Gemüsen 96
Salatsaucen 84
Salatsaucentabelle 87
Saucen 101
– Béchamelsauce ohne Ei (Rezept 1) 101
– Béchamelsauce (Rezept 2) 102
– Champignonsauce 102
– Kapernsauce 102
– Kräutersauce 102
– Mayonnaise, klassisches Rezept 103
– Meerrettichsauce 102
– Olivensauce 102
– Remouladensauce, klassisches Rezept 103
– Remouladensauce, ohne tierisches Eiweiss 103
– Tomatensauce auf einfache Art 102
– Tomatensauce, klassisches Rezept 102
– Vinaigrette 103
Sauerkrautsalat 86
Schleim als Zusatz zu Säften 80
Schmorkartoffeln 98
Schrotbrei 100
Sellerie, gedämpft 93
Sesamfrappé 83
Sesammilch 83
Sesampüree-Sauce 85
Sesamrahm 83
Sesamstängelchen 106
Sojamilch 83
Spaghetti 100
Spargeln 95
Spätzle (ohne Ei) 101
Spinat, ganze Blätter (en branches) 91
Spinat, gehackt 91
Spinatknöpfli 101
Spinatomeletten 101
Spinatsuppe 90
Stangensellerie 92
Suppen 88

Tabelle mit passenden Salatsaucen 87
Teigwaren, Vollkorn 100
Tofuaufstrich mit Nüssen 104
Tomaten à la Provençale 94
Tomaten, gedämpft 94
Tomatengemüse 93
Tomatenknöpfli 101
Tomatenreis 99
Tomaten roh, gefüllt 86
Tomatensauce auf einfache Art 102
Tomatensauce, klassisches Rezept 102
Tomatensuppe 90
Tomatensuppe, sommerliche 90

Vanillecreme 106
Vanillesauce 107
Vinaigrette 103

Weisskraut oder Kohl, gedämpft 95

Zitronencreme 106
Zucchetti-Tomatengemüse 94
Zuckererbsen (Kefen), gedämpft 93

Literaturnachweis

1 Endepols H. et al.: *effort based decision making in the rat: A (18F) fluodeoxiglucose micro positron emitting tomography study.* J Neurosci 20 (29), 2010. 7908–14.

2 Di Paolo et al.: *Chronic exposure to aluminium and melatonin through the diet: neurobehavioral effects in a transgenig mous model of Alzheimer disease.* Food Chem toxicol. 2014 Jul; 69: 320–29.

3 Huppelsberg J. et al.: *Kurzlehrbuch der Physiologie,* 4. Auflage, Thieme-Verlag, S. 223.

4 Ransohoff R.M. et al.: *The myeloid cells of* the *central nervous system parenchyma.* In: Nature. 468, Nr. 7312, 2010, S. 253–62, PMID 21068834.

5 Fagerholm U.: *The highly permeable blood-brain barrier: an evaluation of current opinions about brain uptake capacity.* In: *Drug discovery today* 12, 2007, S. 1076–82. PMID 18061888 (Review).

6 Chiu W.L. et al.: *Linear correlation of the fraction of oral dose absorbed of 64 drugs between humans and rats.* In: Pharm Res 15, 1998, S. 1792–95. PMID 9834005.

7 Goodwin U.T. et al.: *In silico predictions of blood-brain barrier penetration: considerations to „keep in mind."* In: J pharmacol Exp ther 315, 2005, S. 477–83. PMID 15919767 (Review).

8 Mato M. et al.: *Evidence for the possible function of the fluorescent granular perithelial cells in brein as scavengers of high-molecular marker ED-2.* In Experientia 40, 1984, S. 399–402. PMID 6325229.

9 Balabanov R. et al.: *CNS vascular pericytes express macrophage-like function, cell-surface integrin alpha M, an macrophage marker ED-2.* In: Microvasc Res 52, 1996, S. 127–42. PMID 8901442.

10 Hickey W.F. et al.: perivascular *microglial cells of the CNS are bone marrow-derived and present antigen in vivo.* In: Science 239, 1988, S. 290–92. PMID 3276004.

11 Fabry Z. et al.: *Differential activation of Th1 und Th2 CD4+ cells by murine brain microvessel endothelial cells and smooth muscle pericytes.* In: J Immunol 151, 1993, S. 38–47. PMID 8100844.

12 Täuble H.: *Carriers and specificity in membranes. E. Carrier-facilitates transport. Kinks as carriers in membranes.* In: Neurosci Res Program Bull 9, 1971, S. 361–372. PMID 5164654.

13 Träuble H.: *Phasenumwandlungen in Lipiden. Mögliche Schaltprozesse in biologischen Membranen.* In: Naturwissenschaften 58, 1971, S. 277–284. PMID 4935358 (Review).

14 Vastowsky O.: *Chemie der Naturstoffe-Lipoproteine und Membranen.* (http://www.chemie.uni erlangen.de/0c/vostrowsky/naturstoff/03 Membranen. pdf) Universität Erlangen, 2005, S. 42.

15 Timai I. et al.: *Structure internalization relationship for adsorbtive mediated endocytosis of basic peptides at the blood-brain barrier.* In: J Pharmacol Exp Ther 280, 1997, S. 10–15. ONUD 8996222.

16 Weiss N. et al.: *The blood-brain barrier in brain homeostasis and neurological diseases.* In: Biochem. Biophys. Acta 1788, 2009, S. 842–57 (Review).

17 Banks W.A. et al.: *Cytokines and the blood-brain-barrier.* In: Siegel A. et al.: *the neuro-immunological basis of behavior and mental disorders.* Springer, New-York, 2009, S. 3–17.

18 Hill H.U.: *Umweltschadstoffe und neurodegenerative Erkrankungen des Gehirns (Demenzkrankheiten.)* Shaker-Verlag Aachen 2010, S. 62–63.

19 Comford E.M. et al.: *Comparison of lipid-mediated blood-brain-barrier permeability in neonates and adults.* In: Am J Physiol-Cell Physiol 243, 1982, S. 161C–68C. PMID 7114247.

20 Elmas I. et al.: *Effects of profound hypothermia on the blood-brain-barrier in brain homeostasis and neurological diseases.* In: forensic Science International 119, 2001, S. 212–16. PMID 11376985.

21 Phillips S.C. et al.: *Weakenig of the blood-brain-barrier by alcohol-related stresses in the rat.* In: J Neurol Sci 54, 1982, S. 271–78. PMID 7201507.

22 Sing A.K. et al.: *Effects of chronic alcohol drinking on the blood brain barrier and ensuing neuronal toxicity in alcohol-preferring rats subjected to intra-*

peritoneal LPS injection. In: J Neurol Sci 54, 1982, S. 271–78. PMID 7201507.

23 Haorah J. et al.: *Alcohol-induced blood-brain-barrier dysfunction is mediated via inositol 1,4,5-triphosphate receptor (IP3R)-gated intracellular calcium release.* In: J Neurochem 100, 2007, S. 324–336. PMID 1724115.

24 Haorah J. et al.: *Ethanol-induced activation of myosin light chain kinase leads to dysfunction of tight junctions and blood-brain-barrier compromise. Alcoholism.* In: Clinical and Experimental Research 29, 2005, S. 999–1009. PMID 15976526.

25 Haorah et al.: *Alcohol induced oxydative stress in brain endothelial cells causes blood-brain-barrier dysfunction.* In: J of Leukocye Biology 78, 2005, S. 1223–32. PMID 16204625.

26 Peters R. et al.: *Smoking, dementia and cognitive decline in the elderly, a systematic review.* In: BMC Geriatr 8, 2008, S. 36. PMID 19105840 (Review).

27 Lockman P.R. et al.: *Brain uptake kinetics of nicotine and cotinine after chronic nicotine exposure.* In: J Pharmacol Exp Ther 314, 2005, S. 636–642. PMID 15845856.

28 Chen Y.H. et al.: *Enhanced Escherichia coli invasion of human brain microvascular endothelial cells is associated with alternations in cytoskeleton induced by nicotine.* In: Cell Microbiol 4, 2002, S. 503–14. PMID 12174085.

29 D'Andrea D.A. et al.: *Microwave effects on the nervous system.* In: Bioelectromagnetics 6, 2003, S. 107–174. PMID 14628310 (Review).

30 Patel T.H. et al.: *Blood-brain-barrier dysfunction associated with increased expression of tissue and urokinase plasminogen activators following peripheral thermal injury.* In: Neurosci Lett 444, 2008, S. 222–26. PMID 18719505.

31 Salford L.G. et al.: *Nerve cell damage in mammalian brain after exposure to microwaves from GSM mobile phones.* In Environ Health perspect 111, 2003, S. 881–883. PMID 12782486.

32 Nittby H. et al.: *Radiofrequency and extremely loq-frequency electromagnetic field effects on the blood-brain-barrier.* In: electromagn Biol Med 27, 2008, S. 215–229. PMID 18821198.

33 Eberhardt J.L. et al.: *Blood-brain-barrier permeability and nerve cell damage in rat brain 14 and 28 days after exposure to microwaves from GSM mobile phones.* In: electromagn Biol Med 27, 2008, S. 215–229. PMID 18821198.

34 Salford L.G. et al.: *Permeability of the blood-brain-barrier induced by 914 MHz electromagnetic radiation, continuous wave and modulated at 8, 16, 50 and 200 Hz.* In: Microsc Res Tech 2727, 1994, S. 245–542. PMID 8012056.

35 Meyl K. *Elektromagnetische Umweltverträglichkeit,* Umdruck zum Informationstechnischen Seminar Indel GmbH Verlagsabteilung Villingen-Schwemmingen, 2002, 3. Auflage, S. 81–83.

36 Patel J.R. et al.: *Moderators of Oligodendrocyte differentiation during remyelinisation.* Doi:10.1016/j. febslet.2011.04.037.

37 Shen S. et al.: *Age dependent epigenetic control of differentiation inhibitors is critical for remyelinisation efficiency.* In: Nature Neurosciensce 11(9): S. 1024–34.

38 Hanafy K.H. et al.: *Regulation of Remyelinisation in multiple sclerosis* FEBS-letters 585(23): 3821–3828.

39 Franklin RJM. Et al.: *Remyelinisation in the CNS: from biology to therapy* Nature Reviews Neuroscience 9(11): 839–55.

40 Merlini G. et al.: *Molecular mechanisms of amyloidosis.* In: N Engl J Med Nr. 349, 2003, S. 583–96.

41 Van Vijck R. et al., Utrecht University: *An introduction in Human Biophoton Emission.* Forsch Komplementärmed Klass Naturheilkd. 2005, 12 S. 77–83.

42 Gurwitsch A.G.: *Das Problem der Zellteilung. Springer-Verlag, Berlin, 1926; Die mitogenetische Zellstrahlung.* Springer-Verlag Berlin, 1932, Ferner; Arch R. mikr. Anat. Und Entwicklungsmech, Bde 51, 52, 100, 101, 104.

43 Bischof M. *Biophotonen, das Licht in unseren Zellen,* ISBN 3-86150 095 7.

44 Popp F.A.: *Biologie des Lichtes, Grundlagen der ultraschwachen Zellstrahlung,* Verlag Paul Parex, ISBN: 3-489-61734-7.

45 Rubik Beverly.: *Natural light from organisms. Life at the edge of sciences.* In Fischer H.: *Photons as transmitters for intra- and extracellular biological and biochemical communication-the construction of a hypothesis.* Electromagnetic Bio-Information. F.A. Popp, ed. Urban und Schwarzenberg, Munich, 1989, p. 70.

46 Bircher-Benner M.O.: *Grundzüge der Ernährungstherapie auf Grund der Energie-Spannung der Nahrung.* Verlag Otto Salle, Berlin, 1905 und 1906.

47 Bircher-Benner M.O.: *Der zweite Hauptsatz der Energetik und die Ernährung. Zschr der Wendepunkt, Wendepunkt-Verlag, Zürich, 1936 und Vom Wesen und der Organisation der Nahrungsenergie und über die Anwendung des zweiten Hauptsatzes der Energielehre auf den Nährwert und die Nahrungswirkung.* Kleine Hippokrates-Bücherei Bd 8. Hippokraes-Verlag Stuttgart und Leipzig 1936.

48 Popp F.A.: *Unsere Lebensmittel in neuer Sicht.* ISBN 3-596-11459-4.

49 Prigogine I. et al.: *Dialog mit der Natur,* Piper-Verlag München, ISBN 3-492-11181-5.

50 Kasnaceev C.P. in Jezowska-Trzebiatoveska B. et al.: *Photon emission from biological systems, proceedings of the first international Symposium,* Wroclav Pland Jan, 1986.

51 Harman D.; *Aging: a theory based on free radical and radication chemistry,* In: J of Gerontology 11, 1956, S. 298–300, PMID 13332224.

52 Harman D.: *The free radical theory of aging.* In: Antioxid Redox Signal 5, 2003, S. 557–561, PMID 14580310.

53 Bockman K.B. et al.: *Mitochondrial aging: open questions.* In: In Ann N.Y.Acad Sci 854, 1998, S. 118–127, PMID 9928425.

54 Sohr Ch.: *Oxydativer Stress bei diabetischer Neuropathie.* Medizinische Fakultät, Deutsches Diabetes-Zentrum DDZ 2007 (online).

55 Berg D. et al.: *Parkinson's disease. Lajita A. et al.* In: *Handbook of Neurochemistry and molecular Neurology,* 3rd. edition: *Degenerative Diseases of the Nervous System.* Springer-Verlag, Berlin, Heidelberg, 2007, S. 9f.

56 Kilburn K.H.: *Neurobehavioral and pulmonary* impairment *in 105 adults with indoor exposure to molds compared to 100 exposed to chemicals.* Toxicol. Ind. Health 25 (9–10) S. 681–92.

57 Hill H.U.: *Umweltschadstoffe und Neurodegenerative Erkrankungen des Gehirns (Demenzkrankheiten),* Shakefr-Verlag Aachen, 2010, S. 5.

58 Schäfer S.G. et al.: *Metalle.* In Lehrbuch der Toxikologie. Wiss. Verlagsgesellschaft mbH Stuttgart, 2. Aufl. 2003, S. 273ff.

59 Birkmeyer J.D.D. et al.: *Quecksilberdepots im Organismus korrelieren mit der Anzahl der Amalgamfüllungen.* Deutsche Zeitschr für Biologische Zahnmedizin 6, 57–61.

60 Mutter J. et al.: *Amalgam-Risiko für die Menschheit. Quecksilbervergiftungen richtig ausleiten.* Fit fürs Leben-Verlag, 2. Aufl. Natura Viva Verlags-GmbH, Weil der Stadt, 2006.

61 Drasch G. et al.: *Mercury burden of human fetal and infant tissues.* Eur.J. Paediat. 1994(8), 607–10.

62 Olivieri G. et al.: *The effects of β-estradiol on SHSY6Y neuroblastome cells during heavy metal induced oxidative stress, neurotoxicity and β-Amyloid secretion.* Neuroci. 113, 849–55.

63 Griem P. et al.: *Metal-induced autoimmunity.* Curr Opin Immunol 7 831–39.

64 Grandjean P. et al.: *Cognitive deficit in 7 year old children with prenatal exposure to methylmercury.* Neurotox Toxicol 19, 417–28, 1997.

65 Dott et al.: Lehrbuch der Umweltmedizin, Wiss. Verlagsgesellschaft Stuttgart 2002, S. 170f.

66 Curth A.: *Der Einfluss von Quecksilber auf die Entstehung der Alzheimer-Erkrankung: eine systematische Review.* Medizinische Dissertation, Universitätsklinik Freiburg i.B., 2008, http//www.freidoc.uni-freiburg.de/volltexte/6091.

67 Mutter J et al.: *Quecksilber und Alzheimer Krankheit.* Fortschr Neurol Psychiatr 75, 528–38.

68 Green-peace: dpa Meldung 2000.

69 Schäfer S.G. et al.: *Lehrbuch der Toxikologie.* Wiss. Verlagsgesellscaft mbH. Stuttgart. 2. Aufl. 2003, S. 763ff.

70 Hill H.U. *Umweltschadstoffe und Neurodegenerative Erkrankungen des Gehirns (Demenzerkrankungen)* Shaker-Verlag, Aachen, 2. Auflage.

71 Haga S. et al.: *Neuronal degeneration and glia-cell responses following trimethylin intoxication in the rat.* Acta Neuropathol 103 (6), 575–82.

72 Binz P.: *Zehn Fallberichte (Kasuistiken) von Patienten mit Chemikalienbelastung (Organophosphatpestizide, Reinigungsmittel mit Chlorgehalt) aus der neurologischen Praxis. In:* Hill H.U.: *Umweltschadstoffe und Neurodegenerative Erkrankungen des Gehirns (Demenzkrankheiten).* Shaker-Verlag Aachen, 2010, S. 17.

73 Axelson O. et al.: *A case-referent study on neuropsychiatric disorders among workers exposed to solvents.* Scand J Work Environ Health 2 14–20.

74 Husmann K.: *Symptoms of car painters with longterm esposure to organic solvents.* Scand J Work Environ Health 6, 19–26.

75 Schwartz E.: *Proportionate mortality ration analysis of automobile mechanics and gasoline service station workers in New Hampshire.* Am J Ind Med 12, 91–99.

76 Ashford N.A. et al.: *Chemical exposures: Low levels and high stakes.* Toxicol Ind Health 3, 1–7.

77 Merz T. et al.: *Merkblatt zur Bewertung von VOC-Gemischen.* Umwelt-Medizin-Gesellschaft 18/4, 2005, 291–93.

78 UBA: *Richtwerte für Innenraumluft.* In: Eikmann et al.: Gefährdung. Toxikologische Basisdaten und ihre Bewertung. Erich Schmidt-Verlag, Berlin, 2002.

79 Binz P.: *Zehn Fallberichte (Kasuistiken) von Patienten mit Chemikalienbelastungen (Organophosphat-pestizide, Reinigungsmittel mit Chlorgehalt) aus der neurologischen Praxis, in:* Hill H.U.: *Umweltschadstoffe und Neurodegenerative Erkrankungen des Gehirns (Demenzkrankheiten),* Shaker-Verlag, Aachen, 2010, S. 23–24.

80 Hörr B.: *Positronen-Emissions-Tomographie (PET)-Befunde von 2 Patienten mit Organophosphat-Pestizid Belastung.* In: Hill H.U.: *Umweltschadstoffe und neurodegenerative Erkrankungem des Gehirns (Demenzkrankheiten).* Shaker-Verlag, Aachen, 2010 S. 23–24.

81 Sayal et al.: *Prenatal alcohol exposure and gender differences in children mental health problems: longitudinal population-based study.* In: Pediatrics 119(2) 2002. S. 426–34

82 Crellin R. et al.: *Folates and psychiatric disorders, Clinic potential.* Drugs 45 1993 (45) 623–36.

83 Herrmann W.: Mitochondriale Medizin Teil 12: *Homocystein und Neurodegeneration.* Online-Vortrag auf www.ganzimmun.de, am 31.5.2010 (Online-Seminar-Archiv).

84 Durk M.R. et al.: *1α ,25-Dihydroxyvitamin D3 reduces cerebral amyloid-β-accumulation and improves cogntion in mouse models of Alzheimer's disease.* J Neuropsy 2014 May 21,; 34 (21): 7091–101.

85 Groves N.J. et al.: *Vitamin D as a neurosteroid affecting the developing and adult brain.* Annu Rev Nutr 2014; 34: 117–41.

86 Kfoszynnska M. et al.: *The role of vitamin D in multiple sclerosis.* Postepy Hit Med Dosw(online) 2015 Apr 8; 69: 440–6.

87 Schwarz S. et al.: *Diet and multiple sclerosis* Nervenarzt 2005 Feb 76 (2): 131–42.

88 Boustani M. et al.: *Screening for Dementia in Primary Care: A Summary of the Evidence for the U.S. Preventive Sercives Task Force:* in: Annals of Internal Medicine Bd 138, Nr. 11, 3. Juni 2003, ISSN: 0003-4819 S. 927–37. PMID: 12779304.

89 Alzheimer Bericht, Kings-College, London: *Alle 3,2 Sekunden erkrankt ein Mensch an Demenz:* in: focus.de. Abgerufen am 26.8.2015, http//www.focus.de/gesundheit/news/alzheimer-bericht, id 4902927.html).

90 Brinks R. et al.: *Age- and time-dependent model of the prevalence of non-communicable diseases and application to dementia in Germany.* In: Theoretical Population Biology. März 2014, PMID: 24333220.

91 Nehls M.: *Die Alzheimer Lüge. Die Wahrheit über eine vermeidbare Krankheit.* Heyne, 2014. ISBN 978-3-453-20069-2.

92 Middleton M.E. et al.: *Promising strategies for the prevention of dementia.* In: Arch.Neurol. Bd 66 Nr. 10, 2009 S. 2010–15, PMID:19822776.

93 Kirshner H.S.: *Vascular dementia: A review of recent evidence for prevention and treatment.* in: Neurosci Rep. Bd 9 Nr. 6, 2009, 437–42, PMID: 19818230.

94 Flicker L.: *Life style interventions to reduce the risk of dementia.* In: Maturitas 63 (Epub ahead of print) Nr. 4, 2009, 319–22, PMID: 19631480.

95 Korczyn A.D. et al.: *Is dementia preventable?* In: Dialogues Clin Neurosci. 11 (2) 2009 213–16 PMID: 19585956.

96 Alonso A. et al.: *Cardiovascular risk factors and dementia mortality*: 40 years of follow-up in the Seven Countries Study. In: J Neurol Sci 280 (Epub) Nr. 1–2, 2009, 79–83, PMID:19251275.

97 Elwood P. et al.: *Healthy lifestyle Reduce the Incidence of Chronic Diseases and Dementia: Evidence from the Caerphilly Cohort Study.* In: PLOS ONE 8, 2013, p e81877, doi:10.1371/journal. Pone.0081877.

98 Yamamoto T.et al.: *Association between self-reported dental health status and onset of dementia: a 4-year prospective cohort study of older Japanese adults from the Aichi Gerontological Evaluation Study (AGES) Project.* In: Psychosom. Med.Band 74 (3), 2012, 241–48, PMID: 22408130.

99 Mirakhur A. et al.: *Behavioural and psychological syndromes in Alzheimer's disease.* Int J Geriatr Psychiatry. 2004, Nov 19(11): 1035.39.

100 Rohr Helga a.com (http://www.helgarohra.com), abgerufen: 13.12.2015.

101 European-Working-Group-of-People-with-Dementia: *Who we are. Alzheimer-europe.de.* (http://www.alzheimer-europe.org/Alzheimer-Europe/Who-we-are/European-Working-Group-of-People-with-Dementia) Abgerufen am 13.12.2015.

102 Jessen F. et al.: *Prediction of Dementia by Subjective Memory Impairment.* In: Arch Gen Psychiatry 2010. 67; 414–22.

103 Jessen F. et al.: *Prediction of dementia in Primary Care Patients.* In: PLOS ONE. Research Article, 8. Feb 2011, doi:10.1371/journal.pone.0016852.

104 Ferri C.P. et al.: *Global prevalence of dementia: a Delphi consensus study.* In: Lancet. Bd 366, Nr. 3503, Dez. 2005, 2112–117. PMID: 16360788.

105 Engel S.: *Alzheimer und Demenzen, Unterstützung für Angehörige.* Trias-Verlag, Stuttgart, 2012, ISBN 9783-8304-3983-7.

106 Alzheimer A.: Über eine eigentümliche Krankheit der Hirnrinde. In: Allg. Zeitschr. f. Psychiat.-Psychiat. Gerichtl. Medizin. 64,1–2, 1907, 146–48.

107 Skript der Sendung *Quarks & Co Zum Thema Alzheimer* (http://www.wdr.de/tv/quarks/global/pdf/gedaechtnis.pdf)(PDF;612 kB).

108 Emmerich J.: *Viele scheuen bei Demenz den Gang zum Arzt.* In derwesten.de 20.9.2010, abgerufen am 27.12.2014 /http://www.derwesten.de/nachrichten/Viele-scheuen-bei-demenz-den-Gang-zum-Arzt-id3738233.html).

109 Brookmeyer R. et al.: *Forecasting the global burden of Alzheimer's disease. In: Alzheimers & dementia: journ. of Alzheimer's Assoc.* Bd 3 Nr 3 July 2007, 186–191. PMID: 19595937.

110 Jonsson T.et al.: *A mutation in APPprotects against Alzheimer's disease and age related cognitive decline.* Nature Bd 488, Nr 7409, Aug 2012, s.96 99.PMID: 22801501.

111 Rogaeva E. et al.: *The neuronal sortilin-related receptor SORL 1 is genetically associated with Alzheimer's disease.* In: Nature genetics, Bd 39, Nr. 2 Feb 2007, 168–177. PMID: 17220890.

112 PSE1 E280A (PAISA) (http://www.alzforum.org/mutation/psen 1 -e280a-paisa) In: Alzforum. Org. Abgerufen am 27. Juli 2015.

113 Soscia S.J. et al.: *The Alzheimer's disease-associated amyloid beta-protein is an antimicrobial peptide.* In: PLOS one Bd 5, Nr 3 2010 S. e9505 PMID 20209079.

114 Michyo I. et al.: *Synthetic tau-fibrils mediate transmission of neurofibrillary tangles in a transgenic mouse-model of Alzheimer's like tauopathy.* J. Neuroscence Nr 33, 16. Jan 2013 1024–37.

115 Mayeux R. et al.: *Genetic susceptibility and head injury as risk factors for Alzheimer's disease among community-dwelling elderly persons and their first-degree relatives.* Ann.neurol. 33, (5) 1993 494–501, PMID: 8498827.

116 Neumann K.F. et al.: *Insulin resistance and Alzheimer's disease: molecular links & clinical implications.* Curr Alzheimer Res: Nr 5(5), Oct 2008, 438–447 PMID: 18855585.

117 Roriz-Filho S. et al.: *(Pre)-diabetes, brain aging, and cognition.* Biochem Biophys Acta 2009, 432–443 PMID: 19135149.

118 Qiu W.O. et al.: *Insulin, insulin-degrading enzyme and amyloid beta peptide in Alzheimer's disease. Review and hypothesis.* Neurobiol. Aging Feb 27(2)2006 190–98 PMID:19135149.

119 Kofman O.S. et al.: *Diffuse cerebral atrophy.* Applied therapeutics Bd 12(4) April 1970, 24–26. PMID: 5446326.

120 Kehoe P. et al.: *Is inhibition of the renin-angiotensin system a new treatment option for Alzheimer's disease?* Lancet neurol. 6(4) 2007 373–78. PMID: 17362841.

121 BBC 4. Juin 2007: *Why stroke ups Alzheimer's risk* (http//news.bbc.co.uk/1/hi/health/6713163.stm).

122 Hawkes N.: *Alzheimers linked to aluminium pollution in tap water.* The Times 20. April 20.4.2006 (http//www.timesonline.co.uk/tol/news/uk/health/article707311.ece).

123 Rondeau V. et al.: *Relation between drinking water and Alzheimer's disease: An 8-year follow-up study.* Am.j.epidemiol.169/4)1008 489–96 PMID: 19064650.

124 Yumoto S. et al.: *Demonstration of aluminium in amyloid fibers in the cores of senile plaques in the brains of patients with Alzheimer's disease.* J. of inorganic biochemistry.103(11) 2009 1579–84. PMID: 19744735.

125 Ferreira P.C. et al.: *Aluminium as a risk factor for Alzheimer's disease.* Rev.Lat.Am. Enfermagem.16(1)2008, 151-157. PMID: 18392545.

126 Bundesinstitut für Risikobewertung: *Aluminiumhaltige Antitranspirantien tragen zur Aufnahme von Aluminium bei.* 10.März 2010 (http://www.

bfr.bund.de/cm/343/aluminiumhaltige-antitranspirantien-tragen-zur-aufnahme-von-aluminium-bei. PDF-Datei,15 Seiten).

127 Linn T.T. et al.: *The „preclinical phase" of probable Alzheimer's disease. A 13 year prospective study of the Framingham cohort.* Arch.neuro.52 (5) 1995 485–90. PMID:7733843.

128 Saxton Y. et al.: *Preclinical Alzheimer's disease: neuropsychological test performance 1.5 to 8 year prior* onset. Neurology 63 (12) 2004 2341–2347, PMID: 15623697.

129 Twamley E.W. et al.: *Neuropsychological and neuroimaging changes in preclinical Alzheimer's disease.* J.int.neuropsychol soc. 12 (5) 2006 707–735. PMID: 16961952.

130 Sperling R.A. et al.: *Toward defining the preclinical stages of Alzheimer's disease: recommendations from the National Institute on Aging-Alzheimer's Association workgroup on diagnostic guidelines for Alzheimer's disease.* Alzheimer's & Dementia. Bd 7 (3)Mai 2011, 280–92. PMID: 21514248.

131 Albert M.S. et al.: *The diagnosis of mild cognitive impairment due to Alzheimer's disease: recommendations from the National Institute on Aging-Alzheimer's Association workgroups on diagnostic guidelines for Alzheimer's disease.* J. Alzheimer's Ass. Bd 7(3)2011 270–79 PMID: 21514249.

132 Gertz H.I. et al.: *Diagnose ohne Therapie. Frühdiagnostik der Alzheimer-Krankheit im Stadium der leichten kognitiven Beeinträchtigung. Der Nervenarzt* >Bd 82(9)2011. PMID: 21481640.

133 Barthel J. et al.: *Cerebral amyloid-β PET with florbetaben (18F) in patients with Alzheimer's disease and healthy controls: a multicentre phase 2 diagnostic study.* Lancet Neurol. Bd. 10(5) Mai 2011 424–35. PMID: 21481640.

134 Mucke L.: *Alzheimer's disease.* Nature 461, 2009 895-7 PMID: 19829367.

135 Förstl. H. et al.: *Clinical features of Alzheimer's disease.* European Arch of Psychiatry and clinical neurscience. Bd249(6)1999 288–90 PMID: 10653284.

136 Frank E.M. et al.: *Effect of Alzheimer's disease on communication function.* J of the South Carloina Medical Association 1975 Bd 90(9) 1994 417–23 PMID: 7967534.

137 Becker J.T. et al.: *The semantic memory deficit in Alzheimer's disease.* Revista de Neurologia Bd. 35(8)2002 777–83. PMID: 12402233.

138 Hodges J.R. et al.: *is semantic memory consistently impaired early in the course of Alzheimer's disease? Neuroanatomical and diagnsic implications.* Neuropsychologia Bd. 33(4)1995 441–59 PMID: 7617154.

139 Benke T.: *Two forms of apraxia in Alzheime's disease. Cortex, a J. Devoted to the Study of the Nervous System and Behavior.* Bd. 29(4)1993 715–25 PMID: 8124945.

140 Förstl.H. et al.: *Clinical features of Alzheimer's disease.* Eur Arch Psychiatry a Clinical Neuroscience. Bd. 249(6) 1999, 288–90. PMID: 10653284.

141 Carlesimo G.A. et al.: *Memory deficits in Alzheimer's patients: a comprehensive review.* Neuropsychology rev. Bd 3(2) 1992 119–69. PMID: 1300219.

142 Kumru L. *Getting Lost in Alzheimer's. UNMC. Zugriff 22. Juli 2007*(/https://web.archive.org/web/20010510071335/http://www.unmc.edu/publicaffairs/discover/fall99stories/alzheimer).

143 (http://alzheimer-forschung.de/forschung/aktuelles.htm? Showid=3237) Zukunfrsmusik? Impfung gegen das Vergessen. 6. Oktober 2010, abgerufen am 5.10.2010.

144 Wirths O. et al.: *Identification of low molecular weight pyroglutamate A(beta)oligomers in Alzheimer disease: a novel tool for therapy and diagnosis.* J of Biological Chemistry, Bd 285(53), 2010 s.41517–41524. PMID: 20971852.

145 Weller S. et al.: *Therapie gegen Alzheimer: Göttinger Forscher entwickeln neuen Ansatz für passive Immunisierung.* Universitätsmedizin Göttingen, Georg August Universität, Pressemitteilung 5. Nov. 2010 beim Informationsdienst Wissenschaft (idw-online.de), abgerufen: 6.11.2010.

146 Studeny J.: *Drug quickly reverses Alzheimer's symptoms in mice.* Case Western Univerity, 9.2.2002/12 (http://www.eurokalert.org/pub_releases/2012-02/cwru-dqr020512.php).

147 Meldung Nuerosciencenews.com, 10.2.2012: *Drug quickly Reverses Alzheimer's Symptoms in Mice.* (http://neurosciencenews.com/alzheimers-disease-canccer-drug-bexarotene/).

148 Frater H.: *Krebsmedikament macht Alzheimer-Symptome rückgängig: Wirkstoff Bexaroten beseitigt Gedächtnisstörungen und Eiweiss-Plaques bei*

Mäusen. In: g.o.de. 10. Februar 2012, abgerufen am 27.12.2014 (http://www.g.o.de/wissen-aktuell-14430-2012-02-10.html).

149 Francis P.W. et al.: *The cholinergic effect hypothesis of Alzheimer's disease: a review of progress.* J Neurol Neurosurg Psychiatry 1999 (http://jnnp.bmj.com/content/66/2/137.full*ref-8).

150 Lempert T. et al.: *Treatment of Alzheimer's disease according to the S3 guidelines on dementia. Cholin esterase inhibitors for all and for ever?* Der Nervenarzt Bd. 82 (1) Jan 2011 90–91. PMID: 21274696.

151 Breitner J.C. et al.: *Delayed onset of Alzheimer's disease with nonsteroidal anti-inflammatory and histamine H2 blocking drugs.* Neurobiology of Aging Vol 16(4) 523–30. Juli 1995. PMID: 8544901.

152 Wyss-Coray T. e al.: *Ibuprofen, inflammation and Alzheimer's disease.* Nature medicine >Bd 6(9) Sept 2000, 973–74, PMID: 10973311.

153 Dokmeci D.: *Ibuprofen and Alzheimer's disease.* Folia medica Bd. 46(2), 2004 5–10.PMID: 15506544.

154 Morihara T. et al.: *Ibuprofen suppresses interleukin-I-beta induction of pro-amyloidogenic alpha 1-antichymotrypsin to ameliorate beta-amyloid (Abeta) pathology in Alzheimer's models.* Neuropsychopharmacology: official publication of the American college of neuropsychopharmacology. Bd. 30(6) Jne 2005 1111–1120. PMID: 15688088.

155 Mc. Kee A.C. et al.: *Ibuprofen reduces Abeta, hyperphosphorylated tau and memory deficits in Alzheimer mice.* Brain research Bd. 1207 Mai 2008 225–236.PMID: 18374096.

156 Sastre M. et al.: *Nonsteroidal anti-inflammatory drugs repress beta-secretase gene promoter activity by the activation of PPARgamma.* Proceedings of the National Academy of Sciences of the United States of America. Bd 103(2) Jan 2006, 443–8. PMID: 16407166.

157 Tabet N. et al.: *Ibuprofen for Alzheimer's disease.* Cochrane database of systemativ reviews. Nr. 2 2003 S.CD004031, doi:10.100214651858. CD004031. PMID: 12804498.

158 De Strooper D. et al.: *An antiimflammatory drug prospect.* Nature Bd 414(6860) Nov. 2001 159–60. PMID: 11700538.

159 Larbig G.: *Studien zur Identifizierung & Optimierung potentieller Wirkstoffe für die Behandlung von Morbus Alzheimer.* Dissertation, TU Darmstadt, 2007 (http./elib.tu-darmstadt.de/diss/000827).

160 Müller T.: *Neue Wege gegen das Amyloid im Hirn.* Deutsche Ärztezeitung 7.12.2007 (http:/www.aerztezeitung.de/medizin/krankheiten/demenz/?sid=473993.

161 Krohn M. et al.: *Cerebral Amyloid-β proteostasis is regulated by the membrane transport protein ABCC 1 in mice.* J of clinical investigation Bd. 121(10) Okt. 2011, 3924–31.

162 M.Chane et al.: *Memantine for dementia.* The Cochrane database of systematic reviews. Nr. 2, 2006, S.CD003154. PMID: 16625572.

163 Krishnan S. et al.: *Cannabinoids for the treatment of dementia.* The Cocchraine database of systemic reviews. Nr. 2 (2009) S.CD007204. pub2) PMID: 19370677.

164 Craft S. et al.: Intranasal insulin therapy for Alzheimer disease and amnestic mild cognitive *impairment: a pilot clinical al.* Arch neurology Bd 69(1) Jan 2012 29–39.

165 Birks J. et al: *Ginkgo biloba for cognitive impairment and dementia.* Cochrane Database Syst Rev. S.CD003120. PMID 12519586.

166 Birks. J. et al.: *Ginkgo biloba for cognitive impairment and dementia.* Cocchrane Database Syst Rev.2,2007 S.CD003120. PMID: 17443523.

167 Dysken M.W.et al.: A*ffect of vitamin E and memantine on fonctional decline in Alzheimer disease: the TEAM-AD V A cooperative randomized trial.* JAMA Bd 311(1) Jan 2014 33–44. PMID: 4109898.

168 Sano M. et al.: *A controlled trial of selegiline, alpha-tocopherol, or both as treatment for Alzheimer's disease.* The Alzheimer's disease Cooperative Study. New Engl J of Medecine Bd 335(17) April 1997, 1216–1222. PMID: 9110909.

169 Peterson R.C. et al.: *Vitamin E Donepezil for the treatment of mild cognitive impairment.* New Engl J of Medicine Bd 352 (23) June 2005 2379–2388.

170 Kang J.H. et al.: *A randomized trial of vitamin E supplementation and cognitive function in women.* Archives of internal medicine Bd. 166(22), 2006 Dec 11–25 2462–68.

171 Kang J.H. et al.: *Vitamin E, vitamin C beta carotene, and cognitive function among women with or at risk of cardiovascular disease.* Circulation Bd. 119(21) June 2009 2772-80 PMID: 19451353.

172 Miller E.R. et al.: *Meta-analysis: high-dosage vitamin E supplementation may increase all-cause mortality.* Ann of internal medicine, Bd 142(1), Jan 2005. 37–46. PMID: 15537682.

173 Guo J.P. et al.: *Simple in vitro assays to identify amyloid-beta aggregation blockers for Alzheimer's disease therapy. J.* Alzheimers Dis. 19(4) 2010 1359–70. PMID: 20061605.

174 Abbas S. et al.: *Epigallocatechin gallate inhibits beta amyloid oligomerization in Caenorhabditis elegans and effects the daf-2/insulin-like signaling pathway.* J Alzheimers Dis. 17(11)2010 902-9. PMID: 20382008.

175 Ehrnhoefer D.E. et al.: *DGCG redirects amyloidogenic polypeptides into unstructured, off-pathway oligomers.* Nat Struct Mol Biol. 15(5) June 2008 558–566. PMID: 18511942.

176 Bieschke J. et al.: *EGSG remodels mature α-synuclein and amyloid-β-fibrils and reduces cellular toxicity.* Proc Natl Acad Sci USA 107(17) apr 2010 PMID: 20385841.

177 Meng F. et al.: *The Flavanol(-) epigallocatechin 3-gallate inhibits amyloid formation by islet amyloid polypeptide , disaggregates amyloid fibrils, and protects cultural cells against IAPP-induced toxicity.* Biochemistry 49(37) Sept 2010. PMID: 20707388.

178 Rezai. Zadeh K. et al.: *Green tea epigallocatechin-3-gallate (EGCG) reduces beta-amyloid mediated cognitive impairment and modulates tau pathology in Alzheimer transgenic mice.* Brain Res 12(1214) Jun 2008 177–86. PMID: 18457818.

179 Charité Berlin: *Wie greift EGCG in den Mechanismus der Amyloidbildung ein?* http://www.hunstein-egcg.de/Bieschke-de.html).

180 Greeke G. et al.: *Black tea theaflavins inhibit formation of toxic amyloid-β and α-synuclein fibrils.* Biochemistry. Nov. 2011, PMID: 22054421.

181 Gary W. et al.: *What we need to know about age related memory loss.* Brit.Med.J. 22.6.2002 (http://bmjjournals.com/cgi/content(full/324/7352/1502) abgerufen: 5.11.2006.

182 Scalco M.Z. et al.: *Prevention of Alzheimer's disease. Encouraging evidence.* Canadian family physician Bd 52 Feb 2006 300–307 PMID: 16529393.

183 *Prevention of Alzheimer disease.* Encouraging evidence. Canadian family physician Bd 52 Feb2006 200–207 PMID: 16529393.

184 Watzel B. Leitzmann C.: *Bioaktive Substanzen in Lebensmitteln.* Hippokrates-Verlag, Stuttgart, ISBN 3 7773-1115-4, 1995.

185 Becher G.R. et al.: *Analysis of micronutrients in foods.* In: Moon T.E., Micozzi M.S., (eds) nutrition and cancer prevention: investigating the roles of micronutrients. Decker. New York 1988, S. 103–58.

186 Hertog M.G. et al.: *Optimization of a quantitative HPLC-determination of potentially anticarcinogenic flavonoids in vegetables and fruits.* J.Agric Food chem. 40 (1992), 1591–6.

187 Billings et al.: *Inhibition of radiation-induced transformation of CH3/10T1/2-cells by chymotrypsin-inhibitor 1 from potatoes.* Carcinogenesis 8 (1987)809–12.

188 Steinmetz K.A. et al.: *Vegetables, fruit and cancer I and II.* Epidemiology, Cancer Causes Control 2 (1991 a) 325–57.

Stichwortverzeichnis

Abmagerung bei Demenz (Marasmus) 53
Acetylcholin **16**, 38, 42
Acetylcholinesterasehemmer 65
ACTH (Adrenocorticotropes Hormon) 14
ADAM 10, ADAM 17 61
Adenohypophyse (Hypophysenvorderlappen) 13
Adenosin 43
Adenosin-Triphosphat (ATP) 62
ADH (Adiuretin, Vasopressin) **14**, 17
ADHS (Attention-Deficit-Hyperactivity-Syndrome) 42, 43
Adipositas und Demenz 52, 60
Adiuretin 14
Adrenalin **16**, 42, 45
Affektbeherrschung 10
Agnosie (Unfähigkeit Gegenstände zu erkennen) 50
AIDS und Demenz 51
Akrodynie (Feersche Krankheit) 35
Aktin 19
Aktionspotential 15
Alkoholsyndrom, fetales 43
Alkohol, Toxizität 42
Alkohol, Wirkung auf die Blut-Hirnschranke 20
Allergie 35
Allergie vom Typ IV und Quecksilber 35
Allicin 70
Alpha-Carotin 69
Alpha-Sekretase 61
Alpha-Synuclein 9, 31, 66
Aluminium und Alzheimerkrankheit 60
Alzheimer Alois 7
Alzheimerdemenz 9
Alzheimerkrankheit 7, 8, 13, 21, 30, 31, 33, 35, 37, 45, 46, 47, **59**
– Diagnoseerstellung 63
– diätetische Therapie, der 68
– Differentialdiagnose 63
– Geschehen im Gehirn, bei 61
– Lebensprognose, bei 64
– offiziell anerkannte Risiken, der 66
– Präklinische Stadium, der 63
– Prophylaxe, der 64
– Stadien, der 63
– Stadium leichter kognitiver Beeinträchtigung (MCI) 63
– Therapie, medikamentöse 64
– Ursachen 60
– Vererbung 60
– Vorkommen (Prävalenz), Häufigkeit, Alter 59
– Wesensveränderung, bei 64
– Zerfall, körperlicher, bei 64
Amalgamfüllungen und Neurotoxizität 34
Amphetamine 40
Amyloide, β, τ, 30, 31, 33, 46, 54, 59, 60, **61**
Amyloid Vorläuferprotein (APP) 61
Amyotrophische Lateralsklerose (ALS) 33, 47
Angst 38, 53, 56
Anthroziane 69
Antigenpräsentierende Zellen im Gehirn 17
Antikörper, monoklonale 64
Antioxydatives Potential 68
Antriebsstörung 38
Aphasie (Unfähigkeit zu sprechen) 50, 53, 63
Apoptose (Zelltod) **33**, 35, 36, 38, 62
APP-1 61
Appetit 36
Appetitlosigkeit 36
Apraxie (Unfähigkeit Bewegungen korrekt auszuführen) 50, 64

Aquaporine 19
Arbeitsgedächtnis, vermindertes 37, 38
Archipallium (alte Grosshirnanteile) 12
Arteriosklerose 7, 45
AS-Amyloidose (senile Amyloidose) 27
Astrozyten **17**, 19, 30
Ataxie (Gang- und
Koordinationsstörungen) 38
Atemnot 38
Atemzentrum 11
Atmungskette, chemische,
in den Mitochondrien 32
Augen, chronische Reizung der 38
Autismus 13, 35
Autofahren und Demenz 57, **58**
Autoimmun 35, 45
Autoimmunprozesse 8, 30, 31, 71
Axon 11, **15**, 30

Balken (Corpus callosum) 11
Basalganglien 11
Batterien, Toxizität 38
Belastbarkeit, verminderte, geistige
und emotionale 37
Benzo-a-Pyren 42
Benzodiazepine (Schlafmittel der
Valiumgruppe) 13, 16
Berührungsüberempfindlichkeit 37
Beta-Amyloid 30, 31, 33, 46,
59, 60, **61**
– Entstehung, des 61
Beta-Carotin 69
Beta-Cryptoxanthin 68
Beta-Endorphin 42
Beta-Faltblattstrukturen 26
Bewegungsarmut und Demenz 52
Bewegungssteuerung, Regulation der 12
Bewegungstraining bei Demenz 56
Bewusstwerdung 12
Bexaroten 65
Blei 39
Bleicher Kern (Globus pallidus) 11
Blickparese, progressive,
supranukleäre 54
Blut-Hirnschranke 17, **18**, 30
Bluthochdruck (Hypertonie) 43
Bluthochdruck und Demenzrisiko 60
Botenstoffe des Nervensystems
(Neurotransmitter) 16

Bromradikal (Br*) 33
Brücke (Pons) 11
Butyrophenone, Toxizität 39

CADASIL-Krankheit 51
Cadmium 39
Calcium 15, 35
Cannabis 40, 65
Carotinoiden **68**
Carvon 70
Cerebellum (Kleinhirn) 11
Chaosprinzip (Clausius) **29**, 68
Chaperone 33
Chemokin CXCL12 25
Chinone, toxische 69
Chloridradikal (Cl*) 33
Chlorierte Kohlenwasserstoffe,
Toxizität 20
Chlorophyll A 28
Chlor und neurodegenerative
Krankheiten 36
Cholesterin 15, 19, 23, 60
Chorea Huntington 12, 16, 33, 51
Chorea minor 12
Chrom 39
Chronic fatigue syndrome
(chronische Erschöpfung) 37
Coenzym Q10 (Ubiquinon) 32
Connexin (CX32) 23
Corpora amygdalae (Mandelkerne) 12
Corpus callosum (Balken) 11
Corpus mamillare 12
Corpus striatum (gestreifter Kern) 11
Corticothalamischen System 12
Cortisol **14**, 43
Creuzfeld-Jakob-Krankheit 51
Cytochrom C 33
Cytochrom P 450-Oxydase 32

Darmflora, Bedeutung betreffend
Demenz 71
Delirium, bei Demenz 53
Demenz 50
– als Folge anderer
Allgemeinerkrankungen 51
– Aufklärung des Patienten 54
– Degenerative Demenzformen 50
– Diagnose 50, **53**
– Diätetische Therapie, der 68

– Formen der Demenz 50
– Früherfassung beginnenden Demenz 53, **62**
– Genetisch vererbte Demenzformen 51
– Häufigkeit (Prävalenz) und Alter bei Erkrankung 51
– Rechtliche Fragen 57
– Risikofaktoren, anerkannte, für Demenz 51
– Risikominderung, mittel zur 57
– Stadium leichter geistiger Beeinträchtigung (LKB) 53
– Symptomatik der Demenz **52**
– Vaskuläre Demenz 50
Demyelinisierende Krankheiten 24
Dendrit **15**
Depression 13, 16, 38, 45, **52**, 53, 55, 63
Deprivation und Pseudodemenz 53, 63
Desinfektionsmittel 36
Desoxyribonukleinsäure DNA, Erbsubstanz 28
Diabetes mellitus 45, 52, 60
Dialysebehandlung langjährige Wirkung auf das Gehirn 27
diätetische Therapie der neurodegenerativen Krankheiten 68
Dichlorfluanid 39
Diethylperazin 65
Diphenylether, polybromierter (PBDE) 39
Dissipatives System (Prigogine) 29
DNA-Peroxydation 32
Dopamin **12**, 39, 42
Down-Syndrom (Trisomie 21) und Alzheimerdemenz 60
Drogen, illegale und legale, Toxizität 40
Dysexekutives Syndrom 50

ε4-Allel von Apolipoprotein E (Apo E) 60
Elagsäure 69
Elektroenzephalogramm und Sonnenlichtspektren 22
Elektromagnetische Strahlung, Wirkung auf das Gehirn **21**, 31, 45, 47
Elektromagnetische Wellen, transversale Wellen, Hertz 21
Empfindungsstörungen 35
Energie, chaotische, geordnete 28
Entgiftungsenzyme 32
Enthemmung, bei Demenz 53
Entscheidungsfähigkeit 10, 38
Enzephalopathie, toxische 37
Epigallocatechingallat (EGCG, Grüntee) 66
Epiphyse (Zirbeldrüse) 14
Erektionsstörungen 27
Erschöpfung (Cronic fatigue Syndrome) 37, 43
Erstickungsanfälle 38
Euphorie (unnatürlich erhöhte Stimmung), bei Demenz 53
exekutive Rinde 10

Faktor EGF 25
Faraday-Käfig, Wirkungslosigkeit gegen Mobilfunkwellen 21
Fäulnistoxine 71
Feersche Krankheit (Akrodynie) 35
Fehlbesiedlung, enterale 71
Fehlernährung und Neurodegeneration 47
Fernsehen, Wirkung bei Demenz 56
Fettsäuren, mehrfach ungesättigte (PUFA) 15, 19
Fibrillen, verdrehte 31, **62**
Flammschutzmitteln 39
Flavonoide 66, 68, **69**
Flüssigkeitshaushalt, Regulation im Gehirn 17
Folsäure, 5-methyl Tetrahydrofolsäure (5-MTHF) **45**, 53, 70
Fornix 12
Fortlaufen Demenzkranker 56
Frontotemporale Demenz (PICK-Krankheit) 54
FSH (follikelstimulierendes Hormon) 14

GABA (Gammaaminobuttersäure) 16
Galactocerebrosid 23
Galactosulfatid 23
Gangstörung, Ataxie 38
Gedächtnis, Festigung des 11
Gedächtnis, räumliches 14
Gedächtnisstörung 13, 38, 52, **62**
Gedächtnistraining 56

Gefühle, Verarbeitung der 12
Geisteskrankheit (Psychosen) 53, 63
Geistige Aktivität, Regulation der 12
Gen für APO-E 60
Gereiztheit, chronische 38, 43
Gestreifter Kern (Corpus striatum) 11
GH (Growth-Hormone) 14
Ginkgo biloba 66
Glia 10, 15, **16**, 30, 34
Glianarben 17
Globus pallidus (bleicher Kern) 11, 12
GLUT-1 Transporter 19
Glutamat **16**, 17, 33, 38
Glutathion **32**, 45
Glutathionreduktase 32
Glutathion-S-Transferase 70
Glycin 16
GPS-Ortungssystem zum Finden nach Fortlaufen 56
Graue Substanz **10**, 15
Grosshirn (Cortex) 10
Grundregulationssystem (Pischinger) **30**
Grüntee 66
Gyri (Hirnwindungen) 10
Gyrus cinguli 12

Haaranalyse 35
Halluzinationen, bei Demenz 53
HERNS-Syndrom 51
Heroin 41
Herzinfarkt, Risiko, Kaffee 43
Herzzentrum 11
Hintergrundbelastung, toxische 37
Hinterhorn des Rückenmarks 13
Hinterstrangbahnen des Rückenmarks 13
Hippocampus 9, 11, **12**, 36, 37, 38, 54, 62, 63
Hirnatrophie bei Alzheimerkrankheit 62
Hirnhautentzündung, Risiko durch Rauchen 21
Hirnschlag, Risiko, Kaffee 43
Hirntumor und Demenz 63
Hirnventrikel (Hohlräume des Gehirns) 17
Holzschutzmittel, Toxizität 37, **39**
Homocystein **45**, 52, 53
Homöostase, Regulation der, im Gehirn **16**, 18
Homunculus 10
hormonbildende Drüsen des Gehirns 13
Hospitalismus 63
Hustenreflex 12
Hydroxydradikal (OH*) **32**, 33
Hyperaktivität 36
Hyperästhesie (übermässige Schmerzempfindlichkeit) 36
Hyperpathie (Überempfindlichkeit) 37
Hyperphosphorylierung 62
Hypertonie 43, 60
Hypochlorite (Schwimmbäder) 36
Hypophysenhinterlappen (Neurohypophyse) 14
Hypophysenvorderlappen (Adenohypophyse) 13
Hypothyreose und Demenz 51

Ibuprofen und Alzheimerkrankheit 65
Immunkompetenz 30
Immunologische Barriere zum Gehirn 18
Immunsystem des Gehirns **17**, 69
Immunsystem, enterales 71
Infekthypothese zur Alzheimerdemenz 60
Infusionstherapie, antioxydative 54
Inkontinenz als Frühzeichen beginnender Demenz 52
Insulin 66
Insulinresistenz und Alzheimerkrankheit 60
Interferon IFN-γ 17, 20
Interleukin-1 17, 20
Interleukine 1-α 20, 36
Interleukine 1-β 20
Interleukine 6 20, 36

Javelle-Wasser 36

Kalium 15, 17, 18, 35
Kalorien, Bedeutung 28
Kanalproteine der Blut-Hirnschranke 19
Katalase 32
Kationischer Transport durch die Blut-Hirnschranke 19
Kauen, ein Demenzrisikofaktor 52

Kindstod, plötzlicher und Amalgamfüllungen 34
Kinks 19
Kleinhirn (Cerebellum) 11
Kochen, Wirkungsverlust durch 68, 69, 70
Kohärenz **28**, 29
Kohärenzprinzip nach Prigogine **29**, 68
Kohlenwasserstoffe, flüchtige, organische, Toxizität 37
Kokain 41
Kombinationswirkung neurotoxischer Schadstoffe 44
Komplex IV der Atmungskette, Blockade des 62
Konzentrationsschwäche 37, 38
Konzentriertes Denken und Entscheiden 10
Kopfschmerzen durch Toxische Substanzen 37, 43
Krampfanfälle und organische Zinnverbindungen 36
Krankheit Definition (Bircher-Benner) 29
Krebs, Entstehung von Krebszellen 32
Krebsrisiko, Kaffee 43
Kunsttherapie 55
Kupfer, Neurotoxizität 34
Kurzzeitgedächtnisstörung 38, **52**

Laborkontrollen, Empfehlung für den Hausarzt 71
Lagerung, Wirkungsverlust durch 69
Lähmungen durch Quecksilber 35
Lähmungserscheinungen 38
LASER-Amplifikation des UV-Lichtes in den Zellen 22, **28**, 68
LASER-Schwelle 28
LDL-Cholesterin 19
L-Dopa 54
Lecithin 23
Leinöl 71
Leistungsfähigkeit geistige, verminderte 43
Lernfähigkeit 14, 36, 43, 64
Leukodystrophien 23
LEWY-Körperchen-Demenz 7, 33, 50, 53
LH (Luteinisierendes Hormon) 14
Licht, Überempfindlichkeit der Haut auf 38
Limbisches System **12**, 37
Limonen 70
LINGO1 Rezeptoren 25
Lipid-Peroxydation **32**, 33, 38
Lipidstoffwechselstörungen, angeborene und Demenz 51
Lipophilin 23
Liquor cerebrospinalis (Hirnflüssigkeit) 17
Longitudinalwellen, Skalarwellen, Tesla 21
Lösungsmittel, organische (VOC) 20, **37**
LSD (Lysergsäure-Diethylamid) 41
Lupus erythematodes 51
Lutein 68
Lykopin 69
Lymphsystem 30
Lysergsäure-Diethylamid LSD 41

Magnesium 15
MAK-Grenzwerte, zu hoch 37
Makrophagen (Fresszellen) 17
Manisch-depressive Psychose (Zyklothymie) 13, 53, 63
Marasmus (Abmagerung), bei Demenz 53
Markhirn (Myelencephalon) 11
Markscheiden 11
Matrix (Zwischenzellsubstanz) 30
MCT-1 und MCT-2 Transportsysteme 19
Medikamente, neurotoxische Wirkung **39**, 44
Medulla oblongata (verlängertes Mark) 11
Melatonin 14
Meningea arachnoidea (spinngewebte Hirnhaut) 18
Mesencephalon (Mittelhirn) 11
Metabolisches Syndrom und Demenz 52, 60
Methionin, S-Adenyl-Methionin 45
Methylquecksilber, Neurotoxizität **34**, 35
Migräne 43
Mikroangiopathische Insulte 50
Mikrogefässveränderungen 51
Mikroglia **16**, 18, 30, 69
Misstrauen bei Demenz 52
Mitochondrien **32**, 61
Mittelhirn (Mesencephalon) 11

Mobbing 47
Mobilfunk und Gehirn 21
Morphium 41
Morphogenetische Felder 22
Motoneuron, 1 und 2 13
Motorische Bahnen 13
Motorische Endplatte (Übertragungsstelle Nerv-Muskel) 16
MSH (Melanozytenstimulierendes Hormon, Melanotropin) 14
Müdigkeit, chronische (chronic fatigue syndrome) 37
Multi-Chemikalien-Sensitivität (MCS) 36
Multiinfarktsyndrom 50
Multiple Sklerose 8, 9, 17, 20, 21, **24**, 25, 30, 31, 33, 46, 47, 51
Multisystematrophie (MSA) 7, 9, 54
Muscarinrezeptoren 38
Musiktherapie 55
Muskelschmerzen, rheumatische, Myalgie 38
Muskelschwäche 37
Mutismus (Sprachverweigerung) 53, 63
Muttermilch, Flammschutzmittelgehalt in 39
Myalgie (rheumatische Muskelschmerzen) 38
Myelencephalon (Markhirn) 11
Myelin 17, **23**
Myelin-Markscheiden **23**, 30, 35, 38
Myelin-Oligodendrozyten-Glykoprotein (MOG) 23
Myelinscheiden **15**
Myeloproteine, basische (MBP) 23
Myosin-leichte-Ketten-Kinase (MLCK) 20, 21

NADH (Nicotinamid-Adenin-Dinukleotid-Wasserstoff) 45
Nägelwachstum, Störungen des 38
Nahrungsenergie **28**
Narkolepsie (Schlafzwänge am Tage) 13
Natrium 15, 35
Nesselausschlag, Nesselfiber, Urticaria 35
Neuriten 10
Neurodegenerative Krankheiten, Systematik der 48
Neurodermitis und Quecksilber 35
Neurohypophyse (Hypophysenhinterlappen) 14
Neuroleptika 13
Neuron (Nervenzellen) 10, **15**
Neuropathie, diabetische 33
Neuropathie, periphere 27, 35, 38
Neurotransmitter (Botenstoffe des Nervensystems) 16
Neurovaskuläre Einheit 20
Niacinmangel 51
Nicastrin 61
Nichtsteroidale Antirheumatika (NSAR) 65
Nickel 39
Niereninsuffizienz und Demenz 75
Niesreflex 12
Nikotin 41
Nitrosativer Stress **33**, 35
Nitroxygen (NO*) 32
NMDA-Rezeptor-Antagonisten 65
NMDA-Rezeptor (N-Methyl-D-Aspartat Rezeptor) **33**, 38
Noradrenalin **16**, 42, 45
NO-Synthetase 33
Notch-1 Rezeptor 25
Nuclei pontis (Brückenkerne) 11
Nucleus caudatus (geschwänzter Kern) 11
Nucleus niger (schwarzer Kern) 11
Nucleus subthalamicus 12

Oligodendroglia **17**, 23, 30
Omega-3-Fettsäuren 70
Omega-3 zu Omega-6 Verhältnis 70
Omega-6-Fettsäuren 70
Opiate 41
Organophosphatpestizide 37
Östrogene 14
Oxydativer Stress 21, **32**, 33, 35, 45, 52, 62, 68
Oxytocin **14**, 17

Panarteriitis nodosa 51
Parkinsonsche Krankheit 9, **12**, 16, 33, 35, 39, 47, 52, 53, 54

Patientenverfügung 57
PEN-1, PEN-2 61
Pentachlorphenol (PCP) 39
Perizyten 19
Peroxinitrit 33
Peroxyddismutase 32
Pestizide und neurodegenerative Krankheiten **37**, 45
PET (Positronen-Emissions-Tomographie) 54, 63
Pflanzenöle, mehrfach ungesättigt (PUFA) 70
Pflanzenstoffe, sekundäre 68
Pflegehilfen für Demenzkranke 57
P-Glykoprotein-System 20
PgP-Rezeptor 20
Phagozytose (Einverleibung durch Zellen) 26
Phase II Enzyme der Entgiftung im Darm 69
Phenoloxydase 69
Phenothiazine 39
Phobische Ängste, Phobien 13
Phosphatidylethanolamin 23
Phosphorylierung 8
Photon 22
Pick-Krankheit 51, 54
Pink-disease 35
Pituizyten 17
Plastizität des Gehirns 15
Plexus chorioideus (sondert die Hirnflüssigkeit ab) 17
Polyneuropathie 37
Polyphenole 69
Pons (Brücke) 11
Posttraumatische Belastungsstörungen 13
Praesenilin 1 und 2 60, **61**
Präfrontaler Cortex **10**, 41, 62
Primärwirkung 43
Prl (Prolaktin) 14
Problemlösung, Fähigkeit zur 10
Prostaglandine 20
Protease-Inhibitoren 70
Protein-Hyperphosphorylierung der TAU-Proteine 34
Protein Null (P0, MPZ) 23
Proteinperoxydation 32
Proteolipid-Protein des Myelins (PLP/DM20) 23
PSEN 1 (Praesenilin 1), PSEN 2 (Praesenilin 2) 60
Psychosen (Geisteskrankheit) 63
Pyrethroide, halbsynthetische 38
Pyroglutamat Abeta 64

Quecksilber und Alzheimerkrankheit 34
Quecksilber und neurodegenerative Krankheiten 34
Quecksilber und β-Amyloidablagerung 34
Quercetin 69
Querschnittlähmung 17

Radikale, freie 32, 33, 62, 68, 70
Ranviersche Schnürringe 15
Rauchen, Toxizität **41**, 52
Rauchen und Blut-Hirnschranke 21
Rauchen und Schwangerschaft 42
Rauwolfia, Toxizität 39
Reinigungsmittel, Toxizität 36
Remyelinisation 25
Reserpin 39
Rezepte 79
Rheumatische Entzündungen 45
Riechhirn 10
Risikominderung, Mittel zur, bei Demenz 57
Rohkost-Therapie, die praktische Anwendung 75
R.O.S. (reactive oxygen species) **32**, 33, 62
Ruhepotential der Nerven 15
Rutin 69

Salinonvergiftung (Zinn) 36
Säure-Basenhaushalt, Regulation im Gehirn 17
Schädel-Hirntraumen und Alzheimerrisiko **60**, 63
Schadstoffbelastung und neurogenerative Krankheiten 34
Schilddrüsenhormone (T3, T4) 13
Schilddrüsenunterfunktion und Demenz 51
Schimmelpilzgifte 34
Schizophrenie 13
Schlafmittel (Benzodiazepine) 13
Schlafstörung 36, 37, 43, **53**

Schlaf-Wachrhythmus,
Regulation des 12, 47, **53**
Schluckreflex 12
Schriftbild, bei beginnender Demenz 64
Schwangerschaft und Alkohol 43
Schwangerschaft und Nikotin 42
Schwannzellen **15**, 23
Schwarzer Kern (Nucleus niger) 11
Schwarztee, Theaflavinwirkung 66
Schwerhörigkeit durch Toxine 38
Schwermetalle, toxische 31
Schwimmbäder,
Toxizität der Aufbereitung 36
Schwindel, chronischer 38
Sehrinde 10, 38
Sehstörung, durch Toxine 38
Sekretase α, β, γ 61
Sekundäre Pflanzenstoffe
(Phytochemicals) 68
Sekundärwirkung 44
Selen 32
Senile Amyloidose
(AS-Amyloidose) 27
Sensibilität 10
Sensible Bahnen 13
Sensorische Rinde 10
Septum pellucidum 12
Serotonin **16**, 42
Sick-Building-Syndrome 37
Silber, Neurotoxizität 34
Singen, Wirkung 14, 55
Sonnenbaden, richtiges 45
Sonnenlichtstrahlung 22, **28**, 45, 71
SORL1-Gen, Mutation des 60
Speisezettel 75
Sprachkompetenz, Förderung der 56
Sprachvermögen 64
Sprachzentrum (Broca, Wernickel) 10
STH (Somatotropin Hormon) 14
Stickoxyd 20
Stickoxydradikal (NO*) 32, 33
Strategische Insulte 50
Stress, Auswirkung 47
Stresshormonachse, Aktivierung der 43
Substantia nigra (schwarzer Kern) 12
Suizidalität 38
Sulci (Hirnfurchen) 10
Sulfide 70
Superoxydanionenradikal (O2-) 32
Synapsen (Verbindungen zwischen
Nervenzellen) **16**
Syphilis 53

Tabelle zur allgemeinen Wirkung
der Rohkosttherapie 73
Tabelle zur Wirkung der
Nahrungsmittel gegen neuro-
degenerative Krankheiten 72
TAU-Proteine 31, 34, 59, 60,
62
Temporallappen (Schläfenlappen) 10
Terpene 70
Tetrabrom-Bisphenol (TBBA) 39
Textilien, Veredlung, Sporttextilien,
Toxizität 35
Thalamuskern **11**, 13
Thallium 39
Theaflavin (Schwarztee) 66
Tight junctions **18**, 19, 20
Toll-like receptors 25
Tractus cerebrospinalis (Nervenstränge
vom Cortex zum Rückenmark) 11
Tractus corticospinalis (Nervenbahnen
vom Cortex für die
Bewegungssteuerung) 13
Transferrin, Transport ins Gehirn 19
Transmembranprotein, Typ 1 61
Transportsystem durch die
Blut-Hirnschranke 19
Tremor (Zittern) 12, 35, 38, 54
Tributylzinn 36
Triebe, Beherrschung der **10**, 38
Trisomie 21 (Down-Syndrom)
und Demenz 60
TSH (Thyreoidea stimulierendes
Hormon) 13
Tumornekrosefaktor TNF-α 20, 25, 36

Übelkeit, andauernde 37
Übererregter Zustand des
Nervensystems 15
Ubiquinon (Coenzym Q10) 32
Ultraviolettes Licht UV-A-Strahlung 32
Ultraviolettes Licht, UV-B-Strahlung 45
Ultraviolettes Licht
UV-Lichtspeicherung 28
Umweltbelastung und
neurogenerative Krankheiten 34

Unfähigkeit emotionale Situationen einzuschätzen 13
Unmoralisches Verhalten 38
Unruhe 43, 56
Urticaria (Nesselfieber) 35

Vaskuläre Demenz (VAD) 7, 9, 45, **50**, 63
Vasopressin 14
Vegetabiler Frischkost, Energiegehalt 29
Veitstanz (Chorea) 12
Verlängertes Marks (Medulla oblongata) 41
Versicherungsfragen bei Demenz 58
Verwirrung, Verwirrtheit 36
Vesikulärer Transport durch die Blut-Hirnschranke 19
Vitamin A 32, 45, 69, 70
Vitamin B1 42
Vitamin B6 45
Vitamin B12 43, **45**, 51, 53, 70
Vitamin C 32, 45, 69, 70
Vitamin D **45**, 46, 70, 71
Vitamin E 32, **45**, 70
Vitamine antioxydative 32, **45**
Vitamin K **45**
Vormundschaft und Demenz 57

Wahnideen bei Demenz 53
Wandern, Wirkung 56
Wasserstoffsuperoxid (H_2O_2) 32
Weisse Substanz 10, 23
Wesensveränderung bei Demenz 38, 52, **64**
Wilson, Morbus 51
WLAN, Wirkung auf das Gehirn 21
Wnt-Rezeptor 25

Xanthine 68
Xydativen Stress 66

Zahnwurzelabszessen, Bedeutung fürs Gehirn 20
Zeaxanthin 68
Zellatmung 62
Zellrezeptor LINGO1 25
Zink 45
Zinn, Neurotoxizität 34, **35**
Zirbeldrüse (Epiphyse) 14
Zittern (Tremor) **12**, 35, 38, 54
Zweiter Hauptsatz der Thermodynamik (Clausius) 29, 68
Zyklothymie Zyklothymie (manisch-depressives Irresein) 63
Zytokine 17, 20, 25, 35, 43